ANXIOUS IN LOVE

How to Manage Your Anxiety, Reduce Conflict, and Reconnect with Your Partner

情緒共振

為什麼你們會走到這一步？
是什麼在威脅你們的情感關係？

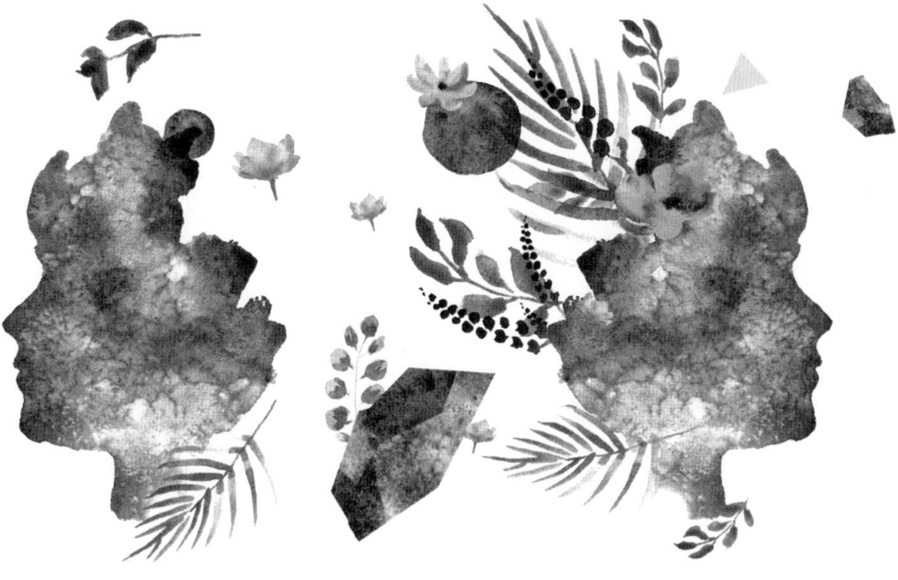

卡洛琳・戴奇 Carolyn Daitch, PhD　麗莎・羅伯邦 Lissah Lorberbaum, MA

著

李楠——譯

各界讚譽

毫無疑問，焦慮是伴侶會面臨的一大勁敵，管理焦慮則是實現婚姻幸福最為艱鉅的挑戰和最重要的成就。作者用深刻且明晰的語言描述了這個關鍵困境，並且提出簡明扼要的建議和練習。夫妻們如果能照此前進，終將走進幸福婚姻的殿堂。正如作者所言：「熟能持久。」我建議，不僅是夫妻，所有的婚姻治療師也都應該閱讀這本書，這會讓他們在工作中少些焦慮！

——哈維爾．亨德瑞克斯（Harville Hendrix）博士
《得到你想要的愛》（*Getting the Love You Want*）作者
《感受愛》（*Receiving Love*）聯合作者

本書將焦慮症的研究帶入一個嶄新的領域，揭示了焦慮會對夫妻雙方產生怎樣的影響、以及如何危及他們的幸福感。它教人以一種富有同情心、有條不紊的策略，首先管理焦慮，然後用一系列行為和心理學方法來掌控焦慮。這些技巧最後都可以整合為一個有效的程序，伴侶雙方皆可使用。這種程序能幫助雙方平息焦慮給親密關係帶來的內在與外在影響，從而讓兩人保持高品質的連結。本書是極富價值的寶藏，為患有焦慮症的人、以及與患焦慮症者一起生活的伴侶，都提供了寶貴的指南。

——愛蓮娜・佩森（Eleanor Payson）

《綠野仙蹤和其他自戀者》（*The Wizard of Oz and Other Narcissists*）作者

焦慮（anxiety）、恐懼症（phobias）、強迫症（compulsions）和社交逃避（social avoidance）等，可以侵蝕乃至摧毀一段關係。這本書為你提供了一些方法，讓你可以管理、減輕甚至消除自身過多的焦慮（或幫助你理解伴侶的焦慮）。在讀過這些簡單卻行之有效的方法之後，我相信你會迫不及待地將其付諸實踐，並讓關係產生立竿見影的轉變。

——比爾・歐漢隆（Bill O’Hanlon）

《改變你生活的書》（*The Change Your Life Book*）、
《重寫的愛情故事》（*Rewriting Love Stories*）作者

首先，在為患者進行心理治療的同時，治療師可以把本書作為工作手冊。在這本書的指導下，患者能從治療中受益更多，不但能增進自我意識（**self-awareness**）和自我依賴（**self-reliance**），同時還可以擴展為自我照顧（**self-care**），獲得穩定感、發展心理界限和情感管理技巧。

——克萊爾・弗雷德里克（Claire Frederick）醫學博士、
《內心力量和分裂自我的療癒》（*Inner Strengths and Healing the Divided Self*）聯合作者

這本書寫給備受焦慮折磨的人以及他們的伴侶……準備了多種練習可供讀者嘗試，可以從中找出最適合自己的部分，用這些練習降低自身焦慮、識別心理和生理焦慮體驗，以此避免焦慮反應。更重要的是，能學著平靜下來，而不僅僅是避免焦慮……兩位作者從她們幾十年的臨床經驗中，選擇出一些人物案例和簡單評測來做分享，並提供許多極具實用性的實踐練習。她們本著真誠治療的態度，創造出一種輕快和諧的氛圍……認真閱讀本書並積極付諸實踐之後，任何正遭受焦慮之苦的人，都能大獲裨益。

——羅伯特・麥克內爾（Robert B.McNeilly）

臨床醫學學士、塔斯馬尼亞州米爾頓・艾瑞克森研究院主任

前言

「我不知道該怎麼辦了！」珍妮向姐姐妮可傾訴：「昨晚史考特又和我大吵一架。這次他很生氣，就因為我不想去參加他的大學同學聚會。即使他知道我受不了和陌生人共處一室，還有飛行恐懼，史考特已經不再了解我了。」

妮可放下咖啡杯，握住妹妹的手。「你知道嗎？珍，你總是過於擔心。很多時候，你擔心的事情我根本想都不會想。這也是我偶爾會對你不耐煩的一個主要原因。你覺得現在這種擔心對你的婚姻造成傷害了嗎？」

「我不知道，也許吧。就像我說的，他就是不了解我！」珍妮回答：「如今我常不禁回想，我們當初是怎麼會在一起的？我倆的意見永遠無法相同。每當我在焦慮中想尋求他的支持，他就會說，我只是喜歡誇大其實，那些擔心太多餘了，我應該放鬆下來。我知道他認為那樣說是在幫我，但實際上並沒有作用；那樣說只會讓我覺得自己不可理喻、走投無路，而且覺得他不在乎我。我無法擺脫這些憂慮，也無法放鬆下來。事情沒那麼簡單！」

多年來，我們在治療慢性焦慮症（chronic anxiety）患者的過程中，目睹過許多案例，明白慢性焦慮會對親密關係中的伴侶帶來怎樣的傷害和挫折。

所有的關係都具有挑戰性，但如果其中一方患有嚴重焦慮症（anxiety disorder），這種挑戰則會變得尤為艱鉅。隨著時間的推移，即使是最恩愛的關係都可能會因為焦慮而變得緊張，使信任和親密感被消磨殆盡。

當雙方開始覺得對方「無法理解我」，可能真是如此，因為在一方焦慮而另一方不焦慮**的狀況下，兩個人的生活體驗是完全不同的，而這些不同的體驗就會使兩人之間產生一條日益加深的鴻溝。**

如果你患有焦慮症，你就會明白這種感受非常孤獨——焦慮無時不刻在你腦海中浮現，而且幾乎毫無間斷。你總反覆思忖每個決定，每一刻都活得膽顫心驚，害怕災難即將到來；或者你可能會感到無比驚惶和恐慌，這種感覺來勢洶洶，無論你或伴侶都無法使之消散。

你可能無法想像，對你的伴侶來說，你的焦慮一樣會讓對方產生痛苦，但這是真的。焦慮可以傷害你的伴侶，也會損害你們的親密關係，就像它對你本人造成的傷害一樣深重。

相互連結的感覺、互相理解和關懷，本是建構親密關係的一個基本要素。然而你的焦慮會削弱這種連結感，讓它大打折扣。隨著時間流逝，你的沮喪、疏離和孤獨感也會與日俱增。與此同時，若你苦於無法減輕伴侶的焦慮，也會變得越來越沮喪。

一旦你們之間的衝突加劇，彼此的連結會逐漸「斷開」。你們雙方可能都會覺得，**雖然兩人確實在說話，但並沒有真正地交流**。更糟的是，你可能會認為，你們只能坐困愁城而無法衝出絕望的包圍。就像珍妮一樣，你可能會記起那些彼此曾經珍視、相互關心和連結的時光；但是也會感到擔心，害怕這種連結感已經一去不復返了。

在剛開始感到焦慮的時候，你會向伴侶尋求幫助，希望對方幫你「處理」，一旦對方沒有幫到忙，你就會感到失望，當然，這是人之常情，但事實上，**你才是唯一有能力克服焦慮的人**。這樣說你可能會很難接受，但只有你才是有權利、有義務去做這項重要工作的人。

好在，一路走來，你並不孤單。本書的目的就在於為你提供各式各樣的方法和技巧，以助你和緩焦慮、減少衝突、鞏固你與伴侶間的連結感。它能幫你更好地理解你們關係中的嫌隙，掌握一些特殊的技巧和方法，從而提升彼此之間的連結，並開始學習以更有效的方式來管理自己的焦慮。

第一部分「是什麼在威脅你們的親密關係」裡，提供了一些能幫助你平復焦慮的方法，讓那些看似無法控制的恐懼開始消退。一旦你能夠調節自己的焦慮程度，接著就可以把注意力轉移到你們的關係上。

在第二部分和第三部分中，你將會學到如何改進溝通方式、增進與伴侶之間的連結感。第一步驟就是搞清楚如果伴侶中的一方患有焦慮症，這種關係的動態會是如何；然後學會識別關係中的交流和行為模式，並明白隨著時間的推進，這種模式會如何破壞信任和親密關係。最後我們為你提供一些方法來打破這些舊有模式，創建新的互動方式，這些技巧必將促使你們雙方都渴望建立並擁有深切的連結感。

如何使用本書？

如果在親密關係中患有焦慮症的人是你，那麼這本書就是寫給你的。書裡每一章都能幫你深入了解焦慮，提供具體的管理方法。由於所有章節和方法都是相輔相成的，所以建議依序閱讀，這樣才能得到最大程度的收穫。你不僅只是在閱讀，而是在參與一個治療和改變的過程，因此你需要抽出足夠的時間去熟悉每一章的測驗與練習，一目十行、走馬看花地瀏覽本書，對你來說無任何益處。

雖然實踐之初顯而易見地會很困難，但你仍要嘗試對每一章提到的技巧加以練習，這點非常重要。有點像學習吉他，你不能指望在一天之內學會所有的和弦。你一次只能學會一個和弦，然後隨著時間累積，透過反覆練習才終於掌握所有技巧。

因此，不要只做一次練習，而是要對每章提到的技巧都勤加練習，如此你將能學會和掌握一系列減少焦慮的方法。在閱讀完全書之後，建議你可以隨身攜帶這本書，當需要溫故知新時，可以隨時參考書中的方法與練習。

假如你是不焦慮的那一方，本書可以幫你更理解對方的焦慮，同時教你一些技巧，以改善你們親密關係中的溝通模式。當然了，在閱讀本書的整個過程中，可以讓你收益良多。

由於焦慮症，你的伴侶勢必會在生活中面臨種種具體挑戰，第一部分會讓你對這些挑戰有更深入的理解；同時詳細描述一些新方法和新技巧，可以讓你的伴侶用來緩解焦慮。

尤其重要的是，你還會學習到另一半可能用來緩解焦慮的**「暫停法」**（time-out technique），這會在第二章說明。

「暫停法」是所有減緩焦慮方法的基礎練習，你的伴侶會大量運用它以減緩自身焦慮。如果你能理解這個方法的目的和益處，就可以鼓勵對方循序漸進，這一點很重要。此技巧還能緩和關係中的衝突，因此你自己也可以從練習「暫停法」中受益。

尋求患有焦慮症的另一半的成長和變化，只是解決方法中的一半。第二部分和第三部分中的練習是經過特別設計，目的在於深化你們的親密關係，特點是能信任、尊重和健康地相互依賴。藉由這些與你情況相契合的練習，可以推進伴侶的康復之旅，並且獲得令人滿意的關係。

請注意，附錄A和B是專門寫給不焦慮的一方。當對方患有焦慮症，在你們溝通的過程中很可能會出現誤會，附錄中提供了一些建議和策略來幫助你解決這些問題。

焦慮會對生活的各方面產生影響，成就感和滿足感往往都會被痛苦取代。然而，焦慮也可以是促進成長的催化劑。在接下來的內容中，正蘊涵了促進你們成長和改善親密關係的種子。我們希望，在你們踏上恢復和轉變之旅後，你們可以早日擺脫焦慮的困擾。你們的一切努力不會白費，而且將產生無比豐厚的成果，所以，請從今日開始努力吧。

目錄

Part 1 ——★

是什麼在威脅你們的親密關係？

第1章　親密關係的頭號殺手——焦慮情緒

我們都曾體驗過恐懼（fear）：對感知到的危險所產生的強烈生理和心理反應。我們同樣也都體驗過焦慮：一種生理和心理的緊張狀態，通常伴隨著不安感、身體不適、擔心、偏執，或災難性的想法、頑固和迴避的行為等。

其實，體驗恐懼和焦慮的能力，是人類生存所必要的，它可以在很多方面幫到我們。恐懼和焦慮有助於提醒我們，當下幸福生活的某些方面可能正處於危險之中。這些體驗能夠促使大腦和身體做出反應，判斷是否面臨威脅，一旦確認威脅存在，它還能給予我們保護。

比如說，行車途中你注意到前面的汽車突然停了下來，出於恐懼，你的身體會及時動員，緊急踩剎車。由於害怕出車禍、想保護自己和他人免於受傷，你會如此緊急地做出反應，以避免撞車。

同樣地，對於即將進行的年度績效考核所產生的焦慮，則會激勵你提升工作表現。因為害怕可能得到不理想考績，焦慮便激勵你採取行動，以換取工作上的保障。因此，體驗恐懼和焦慮，是一種適應的能力。

然而，如果恐懼和焦慮的程度與你目前遇到的情況並不相符，就會產生問題；換言之，你恐懼和焦慮的程度要與當下的狀況相應。如果你是過度緊張或過度焦慮，它就無法幫你以最好的狀態做出回應。

事實上，過度恐懼和焦慮本身就會變成障礙。例如，提早在幾週前就得知要面臨工作考核，這可能讓你變得手足無措，擔心與日俱增、工作效率下降，這樣的焦慮就會成為阻礙，而非助力。又或者，如果你每次試圖開車時，都會感覺到同樣的恐懼，雖然這種恐懼曾一度幫你躲過車禍，但你對駕駛感到緊張，因此只好開始避免開車。這種不良反應，只會導致你在駕駛方面完全依賴伴侶，更可能會使你們的關係變得緊張。

有時候，同等程度的恐懼可以挽救性命，但如果它一直持續，就會成為生活中的巨大障礙，這樣就適得其反了。因此，不要輕易地斷定焦慮是好是壞，不妨問一下自己：「我的焦慮有沒有影響身體狀況或對生活的滿意度？有沒有影響我和伴侶之間的關係？伴侶會認為我對當前情況過於焦慮嗎？」如果你對其中一個或者兩個以上問題的答案是肯定的，這一章將會幫你更清楚地認識自身所體驗到的焦慮類型。

如果你正因為焦慮而閱讀此書，你很可能患有焦慮症。然而，你不需要非得將那些對你生活產生負面影響的焦慮，確診為焦慮症不可。

區別在於程度，端看你的焦慮會在多大程度上干擾自身行為、妨礙你享受生活，其中也包括享受親密關係。慢性焦慮的共通點就是無所不在的恐懼和不安，它們擾亂了你的安全感。無論是哪種類型的焦慮體驗，這個揮之不去的「疾病」都將嚴重影響你的身體和思想，並波及你的親密關係。

首先讓我們來看一下，如果你是一個有焦慮傾向的人，在生活中會有哪些常見的反應（記得，有焦慮傾向並不意味著你就一定患有焦慮症）。我們將研究這些反應模式會對你的生活品質和親密關係造成何種影響。

接著將介紹六種類型的焦慮症狀，以及每種類型的恐懼和焦慮特點。在本章的最後附有兩份測驗，用來幫助評估你的生活以及你和配偶或伴侶之間的關係，受到焦慮影響的程度。

這些知識能助你進行自我認知。「認識自我的焦慮」是掙脫焦慮的擺佈、改善和伴侶關係的第一步。

容易焦慮的性格特徵

「我受不了瑜伽的『安住當下』(in the moment)，真有瑜伽障礙這一說嗎？」上完第一節瑜伽課後，莉莉跟她妹妹開玩笑說：「我和羅恩都認為一起做瑜伽是件好事，尤其是從我開始常常情緒激動、有緊張感之後，我們倆很容易吵架。所以當我們看到健身房的夫妻瑜伽課傳單，我們都認為這是個一起學習放鬆的完美方式。」

「就拿第一節課來說吧，那位瑜伽老師很棒。老師告訴我們要『安住當下』，要為此時此刻在做瑜伽而心懷感激。羅恩笑咪咪地望著我，但我心裡想的卻是當天要做的所有事情。我們家要準備聖誕晚會，但我沒時間打掃，因為辦公室裡還有很多工作要做。我很擔心，要是做不完可能就會被炒魷魚。然後，要是我找不到下一份工作怎麼辦？我不得不考慮錢的問題。我要如何分配，才能保證在預算內給大家庭裡的每個人都準備一份像樣的節日禮物呢？這真是一年中讓人倍感壓力的一個時候啊！」

「接著，當我睜開眼睛，我看見課堂上的每個人都在地板上做出『鴿子式』（pigeon）或其他以動物命名的瑜伽動作，只有我還屁股朝天地做著『下犬式』（downward-facing dog）！不僅如此，我開始感到後背一陣刺痛，就像痙攣一樣。真是糟糕透了，連瑜伽都讓我感到緊張。我告訴羅恩我不想再去上瑜伽課了，他對此非常失望。」

莉莉在腦中所想的一連串事情，明顯影響了她的放鬆，使她無法與羅恩一起享受瑜伽課。而這也顯示出她的反應風格——她在面對日常生活事件時的一慣應對方式。反應風格就像一個人透過透鏡來看世界，它會讓你的解讀和日常應對塗上一層色彩。如果你容易緊張，你在對外界做出反應的時候，就會經常發出「紅色警戒」；然而同樣情況，在別人眼裡卻根本不值一提。

為了更理解這些容易引發焦慮的情緒反應模式與焦慮傾向之間的關係，我們可以把焦慮視為一個連續不斷發生的情況，這將有助於理解焦慮。想像一下，在這個連續體中，左端代表很少、甚至沒有焦慮；右邊代表高度焦慮。最佳的焦慮程度通常落在中間範圍——你既不會處於一個長期不停焦慮的驚恐狀態，也不會焦慮過低，以至於無法適當應對危險或生活中的挑戰。

在工作年度考核得到差評，你會感到擔心；接到醫生電話得知自己需要做深入檢查以排除癌症嫌疑時，你會感到恐懼。但是這些擔心和恐懼都是適度的，你要讓你的焦慮程度落在這個連續體的中間範圍內。就像《金髮女孩和三隻熊》（*The Story of the Three Bears*）裡的金髮姑娘（Goldilocks）一樣，不要太高、也不要太低，而是要剛剛好。如前所述，你的焦慮程度與你遇到的每個壓力源（stressors）都應該要相互匹配。

然而莉莉的反應卻有些過度，已經超出最佳狀態。她無法在瑜伽課上「安住當下」，而是不斷擔心未來，這種情況被稱為**「聚焦未來」**（future focusing）。此種焦慮的關鍵因素之一就是「生活在未來」。即使在毫無威脅、氣氛輕鬆的瑜伽教室裡，她對未來的擔憂仍在提升焦慮程度，可見她確實是有些反應過度。

事實上，是她對未來的擔憂讓自己從當下的動作中分心，或者說，課堂上其他人都已經從下犬式轉換到其他動作，這讓她顯得有些尷尬。而當莉莉把注意力轉回到當下，並且調整自己的姿勢和課堂上同學保持一致時，她突然發覺自己的背部有輕微刺痛感，這種關注當下的意識，又確實提高了莉莉的焦慮程度。她將這種刺痛解讀為背部出現嚴重問題的先兆，並為此感到擔憂。這種反應模式被稱為**「極大化」**（maximizing）。**「聚焦未來」**和**「極大化」都是焦慮反應的核心問題**。接下來就讓我們更詳細地探討。

聚焦未來

如果你擁有這種反應模式，你就會對即將來臨的事件表現出過分擔心。你會考慮到每一樁可能發生的意外事件，並試著做出相應的預想。

例如，為了一個假期計劃，你現在需要對未來進行思考。是的，最要緊的是天氣預報，你要考慮到即將參加的一些活動，並把這些牢記在心。而如果你的焦慮反應風格是聚焦未來型，在這個過程中就可能會憂心忡忡，因為你會試圖揣測每一個可能出現的問題，擔心這些問題一旦發生，將會帶來怎樣的後果。因此，你可能不會去暢想在加勒比海逍遙度假的輕鬆時光，反而會擔心如果被水母蜇傷或弄丟了行李該怎麼辦。

其實，你當下的惴惴不安、為未來擔憂，只是浪費了大量的時間。

極大化

如果你是極大化類型者，你很可能不只一次被人指責小題大做。畢竟作為一個極大化者，任何小波折都會大幅增加你的焦慮程度。

比如，因為塞車約會遲到了五分鐘；準備拿來做晚餐的烤肉已經變質；或者與一位新客戶重複預約了兩次等。沒有人喜歡這些日常生活中的小晦氣，但如果你是極大化類型，它們就會使你的焦慮程度上升，並且以為這些晦氣將產生災難性的影響。你會發現，和沒有這種傾向的人相比起來，你想要大事化小會很難。

無處不在的人體掃描儀

提及極大化，就不能不提人體掃描（body scanning）。一些極大化者經常會去檢查身體，對任何疾病或身體症狀的跡象都保持警惕。一般人如果胃痛，可能會認為只是暫時消化不良；然而，如果是一個重視全身狀況的極大化者，就會開始持續關注胃部感覺，擔心可能是重大疾患。在你腦海中會閃過各種擔心：我想我可能患了流感，希望不是H1N1病毒，這太可怕了！或許更糟，搞不好是結腸炎甚至是結腸癌的早期症狀。你會時刻關注胃部的生理感覺，對任何可能預示著更糟情況的跡象都不敢掉以輕心。

遺憾的是，這種反應模式是有害的。如果你總是透過掃描自己的身體來尋找痛苦程度的指標，你可能就會注意到各種生理感覺；然而對另一些人來說，它卻無足輕重。而這些生理感覺所引起的擔憂，足以提升你的緊張和焦慮程度，並且使你的身體更加不適。

比如說，在瑜伽課上，莉莉注意到自己的背部有刺痛感時，她的焦慮程度便隨之上升。後來不斷攀升的焦慮、以及因此而生的肌肉緊張感，實際上就使得她有更高機率出現背部痙攣。就好像是一九八〇年代的電影中常見的科幻現象一樣，身體掃描儀被困在現實生活中扭傷之處，只不過現在變成了「無處不在的人體掃描儀」。

固執且易怒

如果你睡眠良好、精力充沛、頭腦冷靜，你的身體就處在最佳狀態。一天中，就算有意想不到的問題出現，你也會有足夠的耐心來處理；在制訂計劃或解決問題時，更容易記得要靈活變通。但是當你長期高度焦慮，身體系統已不堪重負；你的情緒、精神和身體儲備能量已近枯竭，要想耐心靈活去應對生活中的各種問題，就會變得具有挑戰性，而人也會變得固執和易怒。

想像一下，你的伴侶突然打電話來說他／她有工作進度要趕，今晚不能一起共進晚餐了。可是你們之前就訂好餐廳；或你已經安排好晚上一起出遊；或者你努力在家準備了一頓浪漫晚餐；抑或你原本沒有什麼特別的計劃，但現在對方缺席就意味著你做飯沒有幫手，沒人幫忙檢查孩子作業，沒人替孩子洗澡、沒人哄他們上床睡覺。

如果你的體內資源已經由於長期壓力而變得枯竭，你很可能會被這個計劃表上的意外事件打亂步驟，變得手忙腳亂。你也更容易在電話中發火，對其厲聲斥責。

花點時間退後一步，靜下心來溫柔評估你的失望程度和伴侶的工作要求吧。這樣會更有利於你的人際關係，然而這並非你典型的預設反應（default reaction）。從長遠來看，頻繁的易怒和固執會影響你的幸福感和與伴侶之間的關係。

正如你所見，那些影響你生活的焦慮，不一定都是焦慮症。當然，大多數焦慮症患者確實會更容易表現出焦慮傾向的反應模式。例如，極大化和專注未來就是焦慮症的要素之一。在下面內容中你將看到，焦慮症是特定、獨特、強烈的焦慮症狀所組成的合集，它會極度擾亂日常生活，影響親密關係。

焦慮症的類型

認識和了解各種類型的焦慮症，是治癒的第一步。了解自身特有焦慮症狀的好處在於：你會發現自己並不是一個人；你會明白你的症狀是怎麼回事，對那些讓你感到痛苦的根源瞭然於心；會看到有效的治療方式，知道有很多人同樣為此而苦苦奮鬥，他們之中也有人克服了相同類型的恐懼，而這些都可以讓你感到釋然和安心。

廣泛性焦慮症

如果你患有廣泛性焦慮症（generalized anxiety disorder，GAD），你可能整日都會滿腹憂愁。每一天，你的腦海中不停地冒出各式各樣、接二連三的「假設」：如果在接下來的年度體檢中，醫生查出我有毛病怎麼辦？如果去朋友家的路上迷路了怎麼辦？如果現在公司因為經濟不景氣裁員，我因此丟了工作怎麼辦？如果女兒在畢業舞會上沒人邀請怎麼辦？……

這個清單可以很長很長，一直列下去。

廣泛性焦慮症患者的特徵就是：**他們的擔心並不會只集中在一個特定的壓力源上**。相反地，正如這種症狀名稱所隱含的意思一樣，他們擔心的焦點廣泛存在於日常生活之中。這將使你長期憂心忡忡，很少再多做思考。

如果你長期且頻繁處於如此焦慮狀態，體內便會生成過量的壓力激素（stress hormones），例如，皮質醇（cortisol）和兒茶酚胺（catecholamines），而這會使人身體長期不適。廣泛性焦慮症患者通常會伴有緊張性頭痛、胃痛或其他胃腸不適等症狀，還有肌肉疼痛、背痛和疲憊不堪等。雖然造成這些身體疾病的因素有很多，但是**過量的壓力源**可說是其中一個主要原因。

更有甚者，如果你患有廣泛性焦慮症，你可能會更加敏銳地感覺到體內的任何不適。許多廣泛性焦慮症患者彷彿自帶有身體掃描儀，哪怕只是稍有不適都會非常敏感，然而，同樣的生理感覺根本不會引起非焦慮症患者的注意。這些身體上的不適會帶給你很大的情緒困擾，因為它們會提升你的焦慮程度。

廣泛性焦慮症的身體症狀不只會降低生活品質，它還會讓你平白增添許多擔心，進而釋放更多的壓力激素，而這反過來可能又會導致身體持續不適，甚至加劇不適感。

這種擔心和持續增長的身體不適所產生的惡性循環，會讓你長期感到疲憊。你可能會發現，自己總是必須要竭盡全力才能度過每一天。對患有廣泛性焦慮症的人來說，擔心會使人筋疲力盡。更重要的是，你長期的擔憂和對未來災難的關注，還會剝奪你和伴侶當下的快樂。

總結來說，廣泛性焦慮症包括以下症狀：

- 與其他焦慮症不同，它會對行為、決定和事件等日常活動表現出持續的擔憂，而不會針對特定的事情。
- 身體長期不舒服，例如，不明原因的腸胃不適、頭痛和疲勞等。也就是說，在你憂慮的時候，由於體內壓力激素長期居高不下，這些症狀都有可能會出現。

恐慌症

恐慌症（panic disorder，PD）的三個主要特點：**恐慌發作**（panic attacks）、**預期性焦慮**

（anticipatory anxiety）、**逃避**（avoidance）可能引發恐慌的地方或情況。

如果你被診斷出患有恐慌症，你可能至少經歷過一種恐慌發作——曾在某個時刻體驗到強烈的恐懼，並伴有諸如心跳加速、呼吸急促、盜汗或者冒冷汗等生理感覺。之所以會出現這些身體症狀，是因為你的神經系統在高速運轉，進入了**「戰或逃」**（fight-or-flight）的模式。雖然這種高度警覺狀態不會對健康構成嚴重威脅，但恐慌發作時的身體症狀，通常會使人擔心自己患有心臟病或引發其他醫療緊急事故。在恐慌發作時，人們有時會自認「快發瘋」，這是很常見的情況。

梅麗莎第一次恐慌發作時就是如此。

「一個週六下午，我們在一家新開的家居裝飾店購物。上一分鐘我還好好地在選床罩，可是接下來我的心臟跳得飛快、喘不過氣。我急著想離開那裡，但因為太慌張，我找不到出口在哪邊。我感覺我要瘋了！謝天謝地，我的丈夫也在，如果他不在，我真不知道該怎麼辦。他拉著我的手，帶我走出商店去看急診。我以為自己肯定是心臟病發作。不過，在我們到達醫院之後，痛苦、恐懼、呼吸急促統統都不見了。這場發作唯一留下的痕跡就是我繃緊的神經，以及由於窘迫出汗在襯衫腋下留下的汗漬。」

「醫生為我做了心電圖（EKG），最後告訴我說『只是神經問題』。神經！就好像他們告訴我，剛剛經歷的那些非常可怕的事情，都只是發生在我想像中一樣。這也太不可靠了！」

如果你對梅麗莎描述的經歷深有體會，那麼你就和數以百萬計的人一樣，也曾恐慌發作過。但一次甚至多次恐慌發作，並不一定代表你就患有恐慌症。只有在你開始大量思考與擔心下次恐慌發作來襲時，才是恐慌症發作的前兆。這就是所謂的「預期性焦慮」。

如果你有恐慌症，你會在腦中不斷預演恐慌發作時可能會出現的畫面。接下來，你會開始避免去那些你覺得可能會引起恐慌發作的地方。這就是恐慌症的第三個特徵：逃避。

梅麗莎對於自己恐慌症發生過程的描述，充分顯示出預期性焦慮和逃避的特點。

「無論我做什麼，我都無法停止回憶第一次恐慌發作時的感受。哪怕只是想到要去那家商店，都會讓我渾身發抖。幾週後，我在超市購物時恐慌感又再次發作了。這次感覺和第一次一樣，只是我丈夫沒在身邊幫我。儘管上次醫生已經安慰過我，但我還是再次認為我的心臟就要停止跳動、我快死了！」

「現在，我感覺自己完全受恐慌的擺佈。我不知道它何時何地會突然發作，我無法阻止這種感覺，而且它一旦發作，我也無法控制。所以我盡量避免去大型超市購物，如果實在不得不去，會盡可能快進快出。這是我對恐慌發作唯一能掌控的事。」

一些患有恐慌症的人非常害怕自己在公共場所發作，所以他們不敢輕易走出家門。這是恐慌症中的「特定場所畏懼症」（agoraphobia）：對置身公共場所懷有強烈恐懼。無論你是否患有特定場所畏懼症，從恐慌發作、預期性焦慮和隨之而來的逃避，就能把恐慌症患者和偶爾恐慌發作的人區別開來。

總歸來說，恐慌症有三個主要特點：

- 恐慌發作過一次或多次。

- 有預期性焦慮，經常擔心下次可能會在某時某地恐慌發作。
- 逃避那些可能會引發恐慌的地方和情況。

為了因應你的預期性焦慮和逃避行為，你的伴侶得承擔起你已無力承擔的任務。例如，梅麗莎的丈夫開始包攬下去商場購物的這件事。然而，共同承擔家務是完善親密關係的一部分，這種因為伴侶的焦慮而進行的分工，常常會給關係籠罩上一層陰影（我們會在第七章和第八章進一步討論）。

恐慌症還會在其他方面影響親密關係。梅麗莎的逃避行為，使得她和丈夫能一起參與的活動變得非常有限。在她患上恐慌症之前，他們喜歡週六下午在家裡一起做居家裝飾，可是如今想一起去趟家居賣場是不太可能了。

特殊恐懼症

特殊恐懼症（specific phobias，SP）是指對某一特定事物或情境的極度恐懼和厭惡。一些常見的特殊恐懼症包括：害怕狗、蛇、蜘蛛；懼高；暈血和暈針等。

如果你有特殊恐懼症，當在面對害怕的對象或情況時——即恐懼刺激（phobic stimulus）——你的恐怖體驗是沒有理由可言的。你可能想盡力說服自己，但還是無法打消極度的恐懼感。

特殊恐懼症的後果是，你會竭盡全力來逃避面對恐懼刺激。要是你害怕蜘蛛，你可能不會去清理布滿蜘蛛網的地下室；或者你會有選擇地計劃與伴侶的度假休閒活動，避開任何可能遇到蜘蛛的地方。如果你懼高，你很可能就不會選擇住在高樓建築的頂樓，你和伴侶可以選擇的住宅將會有限，從某種意義上來說，是受到你的恐懼所侷限。

和患有恐慌症的人不同，你可能不會對恐懼刺激多做考慮。除非你正面遇上，否則你腦中不會滑過一絲一毫對恐懼刺激的擔心。因此，與其他焦慮症不同的是，特殊恐懼症通常不會無孔不入地影響人們的生活。然而，它們仍然會對親密關係產生相當大的影響。限制自己的生活範圍來避免遭遇恐懼刺激是一回事，但是當伴侶的生活也跟著受限時，則是另外一回事了。

關於特殊恐懼症還可以整理出很詳盡的列表，下面僅條列常見的恐懼症：

- **情境**（situation）：這種類型的恐懼與人工世界有關。常見的情境恐懼症包括在高速公路上開車；在橋梁或隧道裡開車或步行；處在電梯、飛機或其他公共交通工具的密閉空間內。
- **自然環境**（natural environment）：這類恐懼是在大自然中可能遇到的情況（但不包括對動物或昆蟲的恐懼）。這個類型最常見的恐懼，例如對暴風雨的恐懼、恐水和懼高等。
- **動物**（animal）：這類恐懼包括對動物界的某種動物感到強烈恐懼。動物恐懼症常見的類型是害怕蛇、蜘蛛和其他昆蟲等。專研焦慮症的美國心理學家大衛・巴洛（David Barlow）指出，這些恐懼症很多都與基因或進化有關。
- **血液、注射或受傷**（blood, injection, or injury）：這一類型包括三種特定的恐懼症。**恐血症**是指對血液或出血有強烈的恐懼；**注射恐懼**則害怕針，在接受注射或甚至目睹注射都會感到恐懼；**受傷恐懼症**，是指一種持續的極度恐懼，或是看到身體受傷會感到恐懼。「血液、注射與受傷」是最常見的恐懼症類型，也是唯一一種發作時血壓會降低的恐懼症，而且可能會因而昏厥（一般來說，其他的恐懼症和焦慮症通常會使血壓升高）。對此，大衛．巴洛同樣認為，這種血壓下降的情況，也是出於遺傳因素。

社交焦慮症

如果你患有**社交焦慮症**（social anxiety disorder，SAD），那麼你很可能非常害怕被人看到、批評或品頭論足。對某些人來說，這種恐懼只會在特定情況下發生。例如，對於在公共場合演講或進行其他表演感到恐懼，這就是眾所周知的**特殊社交焦慮症**。然而，對另一些人來說，這種恐懼在更廣泛的社會環境中都會存在。在如此情況下，就可以診斷為**廣泛性社交焦慮症**。

與廣泛性社交焦慮症相關的恐懼會導致社交活動非常受限，大大縮短你的職業或學術生涯。你可能會害怕參加聚會、害怕參與課堂討論，或者也害怕出席員工會議。你可能提前數天或數週就對即將發生的情況或事件感到擔心受怕，或者你甚至想要逃避。

你的社交焦慮可能會影響你的職業選擇，或影響你做出繼續或放棄高等教育的決定。在某些情況下，患有嚴重廣泛性社交焦慮症的人會害怕接電話，不願在別人面前吃東西或寫字，甚至會避免使用公共洗手間。

吉姆在連續幾個月都避免與朋友或家人出去吃飯後，他終於向女朋友艾咪承認，社交場合令他感到非常不自在。他尤其難以忍受大團體的社交聚會，因為在那種場合裡他不得不與其他人互動。正是因為這個原因，吉姆才透過網路線上學習獲得學士和碩士學位。

吉姆告訴艾咪：「並不是說我不喜歡與人接觸，我喜歡和你在一起，和家人或非常親密的朋友在一起也沒問題。但如果在我周圍有很多你的朋友或同事，我就會受不了了。我的臉會發紅、開始出汗，每個人都可以看出我很焦慮，這讓我感到萬分窘迫。我知道他們會注意到我，所以我通常會確保能盡快離開或者避免坐在第一排。每次我要出席一個大場合時，像參加你表哥的婚禮，我會在洗手間裡消磨大部分時間。那是唯一可以使我保有一些隱私和冷靜下來的地方。我不想讓你認為我不喜歡你家人或朋友。只是，除非這件事是我絕對必須要參與的，否則最好別讓我去。」

社交焦慮症的相關生理症狀，包括置身於你害怕的社交場合時會感到心悸、暈厥、臉紅和大汗淋漓等。不幸的是，由恐懼帶來的生理痛苦又產生了另一個逃避社交場合的理由：擔心別人會注意到你的身體有痛苦跡象，因此對你做出負面評價。

出於對評判和審視的恐懼，一般的社交焦慮症患者不願意去尋求諮詢師的幫助以解決恐懼症。

總結來說，社交焦慮症的特點有：

- 非常害怕被他人看到和評價。
- 有生理症狀：心跳加速、感覺虛弱或眩暈（但不是真的暈倒），感到燥熱或臉紅，猛然出汗（其實室溫並不高，也沒有劇烈活動）。
- 會避免出席社交場合，因為害怕被人品頭論足或者仔細審視。
- 一種是有特殊恐懼，只發生在特定的社交場合，例如當眾演講；還有一種則是廣泛性恐懼，發生在更廣泛的社交背景下。

強迫症

在過去十年中，由於強迫症（obsessive-compulsive disorder，OCD）的患者經常在熱門電影和電視節目裡出現，使強迫症開始高機率地進入大眾視野、為人所知。它受到廣泛討論，強迫症患者甚至參與電視真人秀節目。

你可能已經開始熟悉這些人——他們是如此害怕細菌傳染，所以一遍遍地洗手；在公共場合一年四季都戴手套，或隨身攜帶乾洗手。或者你可能也見過有人不停地重複一些有儀式感的動作，例如，反覆開門、鎖門；可參考美國演員傑克・尼克遜（**Jack Nicholson**）在電影《愛在心裡口難開》（***As Good As It Gets***）中的人物性格。以上所有行為都屬於強迫症的範疇。

如果有強迫症，你會對某個特定的主題產生一種持續、反覆的想法（強迫觀念）。比如，害怕細菌汙染等。若要平息這些恐懼，你通常需要發展出一個儀式或日常慣例（強迫行為），以打消強迫性想法所帶來的焦慮。強迫性儀式包含一些重複短語或任務、囤積物品，或強制性地擺放物品，以求完全對稱或一致。

愛瑪在得知同事形容她「跳針」後，前來進行治療。她說話時經常會試圖重複最後三、四個字，就像她自己形容的，「話要說得恰如其分」。在知道自己的綽號之後，愛瑪試圖改掉這個習慣，但沒有成功。她告訴治療師：「如果我不說出某個正確的字，我就無法冷靜下來。直到我說對的那一刻，才能全身放鬆；如果我不試著找到那個字，就無法繼續下一步工作。」

羅伯特則表現出強迫症的另一種形式。他決定開始治療是因為他無法扔掉任何東西。他男友曾多次懇求他扔掉堆積如山的信件、報紙、帳單和收據，這些東西在地板和家具上堆得到處都是。羅伯特說他會試著整理，但並未成功，相反地這些東西只是不停增加。最後他男友失望地離開了他。

「他說他不能忍受和一個連表面秩序都無法維持的人生活在一起。」羅伯特告訴他的治療師：「我希望他能明白，我需要我的東西保持原樣，這對我來說就是維持表面秩序。我無法有任何其他方式，但我也不想獨自度過餘生。」

不管你是像羅伯特一樣的囤積者，還是有其他特定的強迫意念（obsessions）和強迫行為（compulsions），如果你患有強迫症，往往會覺得一旦強迫意念發作了，就必須要有一些特定的儀式和行為；或是你的儀式需要能夠避免那些會引發強迫症的情況或物體才行。

以下是強迫症的強迫意念和強迫行為的總結：

- **強迫意念**：集中在一個或兩個主題上，並對此有持久、具侵入性的想法。例如，害怕被傳染或害怕即將到來的災難。
- **強迫行為**：這些行為能夠緩解強迫觀念帶來的焦慮。然而，一小部分有強迫症的人儘管沒有任何特定的行為，也會體驗到這種強迫思維。

強迫症的常見症狀包括：

- **排序**（ordering）：在家裡、工作場所、車內乃至電腦桌面，所有物品都要按特定的位置擺放。
- **檢查**（checking）：為了安全感反覆檢查各種事物，例如，強迫性地檢查以確保爐火已經關閉、門已上鎖，或者櫥櫃關好了。通常包括反覆開關某個電器或者反覆開門、關門等。
- **潔癖**（sanitizing）：採取某種行為來消滅細菌的存在或避免接觸它們，比如經常用乾洗手或戴手套，盡量減少雙手與細菌接觸。

- **重複**（repeating）：重複一些短語或動作，直到你覺得「正確」為止，比如一遍又一遍地閱讀同一段落，或者反覆重寫一封電子郵件。
- **囤積**（hoarding）：無法丟棄家裡或辦公室裡的物品，諸如郵件、雜誌、收據等，因擔心將來可能還會用到，也包括購買大量相似東西的行為。這些囤積的東西往往會變得龐亂蕪雜，成堆地占據家具和地板大部分的空間。

創傷後壓力症候群

創傷後壓力症候群（post-traumatic stress disorder，PTSD）與其他類型的焦慮症不同，後者未必形成於一個特定事件或情境，前者則主要是由於創傷所引起。創傷是指在任何一種情況下，你或你關心的某人因遭受巨大危險，因而體會到強烈的恐懼和無助感。

創傷的典型案例，就是暴力犯罪的受害者。例如，遭搶劫或強暴、童年時期的亂倫經歷、遭遇車禍或自然災害、歷經過戰爭的士兵或平民。不被公認的創傷還包括犯罪、事故或自然災害的目擊者，以及獲悉愛人死亡或受到傷害的消息等。

如你所見，各式各樣的創傷事件都能導致創傷後壓力症候群。然而，經歷過創傷並不一定意味著你就會患上創傷後壓力症候群。因為創傷體驗是主觀的，對於一個相同的事件，沒有哪兩個人的感受會完全一樣。

例如，二〇〇一年九月十一日美國紐約曼哈頓的世貿雙子星大樓遭到襲擊時，身處曼哈頓的人們都經歷了同樣的事件，然而並不是每個人都會患上創傷後壓力症候群。同樣地，那些觀看媒體對事件的報導或在那裡失去了親人的人之中，只有一部分患上創傷後壓力症候群。

雖然我們不知道為什麼有些人會如此，但是我們知道這些症狀足以讓人日漸衰弱。拉里就是這樣，他是一位稅務律師，他一直無法擺脫一年前的車禍陰影，每天都備受煎熬。

「每天都有車禍發生，大家都漠然置之，繼續自己的生活。」拉里告訴治療師：「我不明白為什麼我卻不行。雖然我的鎖骨被撞斷，但是六個月前就已經痊癒了。然而我身體的其他部位似乎變得更糟，而不是更好。以前，我會非常享受早晨去上班的這段路上時光，我會聽聽收音機、喝喝咖啡，享受在工作開始前屬於自己的幾分鐘時間。」

「現在我卻不得不強打精神，才能在早上開車上班。幾乎每次經過十字路口的時候，我都會感到緊張。甚至當眼角的餘光看到另一輛車微小的影子時，都會嚇一跳。當我試著打開收音機，心臟就開始狂跳，所以現在我開車時都保持安靜。而且無論如何也不能經過那個發生車禍的十字路口，為了避開它，我必須多繞道四個街區。」

躲避任何能讓人想起最初創傷事件的事物，例如，拉里被車撞的十字路口、他聽的廣播節目，就是創傷後壓力症候群的一個特點。

過度警覺（hypervigilance）則是另一個特點，拉里開車時的壓力反應和他在路上的緊張狀態一樣。無法集中精神、睡眠中斷、情感麻木和情境再現（flashbacks），都是創傷後壓力症候群的症狀。這些情況在拉里後續的故事中表現得非常明顯。

「我的工作效率一直在下滑。」拉里低頭看著地板，很平靜地說：「我粗心大意、一直在犯錯誤，就好像我的大腦不在狀態一樣。我認為部分原因可以歸咎於自己沒有得到充足睡眠，我每個晚上至少會因驚悸醒來三、四次。當我終於入睡後又不停地作夢，夢見車禍的場景。醫生說我的鎖骨完全癒合了，但我當時被撞擊的那側肩膀，還是感覺很痛。我妻子說她想念我的笑聲，我看上去像換了個人。她是對的，我已經不是車禍前的那個人了。」

正如拉里的情況，對於創傷後壓力症候群患者來說，創傷的影響可能幾個月甚至幾年內都一直在心頭縈繞。而對創傷後壓力症候群患者的伴侶來說，在面對親人的痛苦時，他們經常會感到無助。事實上，在很多方面他們都是這樣。

雖然伴侶可以給予關懷和同情，並能促進痊癒的過程，但是他們卻無法改善患者的種種症狀。他們對創傷所帶來的影響感到無能為力，也因自己無法替另一半提供幫助而感到內疚。正如拉里和他的妻子發現的，**對於創傷後壓力症候群來說，時間並不能治癒所有創傷**。

總結來說，創傷後壓力症候群的相關症狀和跡象如下：

- 迴避與創傷事件相關的所見所聞、地點、人物和情境等。
- 過度警覺，身體依然處於高度戒備狀態。這往往導致壓力反應，使人總是緊張不安，睡眠週期紊亂。

- 難以集中注意力。
- 情感麻木。
- 情境再現：對創傷事件產生侵入性的記憶或惡夢。它們會以圖像或「電影」的形式闖入意識，也可能表現在事件中產生的生理感覺，這些被稱為**身體記憶**，拉里肩膀的疼痛就是一個身體記憶。

現在，既然你已經熟悉焦慮症的各種類型，下面的練習可以幫你更深刻地了解焦慮症影響生活的各種情形。從這些練習中獲得的自我認知，會為你接下來的治療過程做好基礎準備。

自我評估與練習

以下兩個測驗會幫你找出焦慮對你的生活和親密關係所影響的程度。測驗1-1是「焦慮的自我評估」，重點關注於焦慮是如何影響你的生活；測驗1-2是「評估焦慮對親密關係的影響」，著眼於你的壓力和焦慮反應如何影響另一半。

這兩個測驗無意提供作為病症診斷工具。相反地，最好把它們看作是焦慮的一般性指標，它們會幫你評估自己的痛苦程度，以及焦慮給你的配偶或伴侶造成的影響程度。

你還可以利用這些測驗來決定是否需要尋求心理諮商專家的幫助，以便對你的情況做出更精準的判斷，並獲得最有效的治療方案。

✪測驗1-1：焦慮的自我評估

藉由這個練習，你可以對自己的焦慮體驗和壓力反應的頻率做出評估。當看到每一個陳述，請選擇最真實的狀況。在你思考語句的時候，要避免自我批判，這點很重要，如實反應自己大部分時間的真實感受。請注意，每題陳述的選項並非完全一樣，所以要仔細閱讀，找出最接近你的選項。

1、我感到緊張或惴惴不安。

a. 很少或從不

b. 有時

c. 經常

d. 大多時候是

2、我預計且擔心未來可能會出錯。

a. 很少或從不

b. 有時

c. 經常

d. 大多時候是

3、我是個隨和的人。

a. 大多時候是

b. 經常

c. 有時

d. 很少或從不

4、我早上醒來時都會感到擔心。

a. 很少或從不

b. 有時

c. 經常

d. 大多時候是

5、我會竭盡全力避開那些讓我憂慮的情境或地點。

a. 很少或從不

b. 有時

c. 經常

d. 大多時候是

6、晚上我很容易入睡，並且可以整晚安眠。

a. 大多時候是

b. 經常

c. 有時

d. 很少或從不

7、我感覺到一波又一波突然出現的恐慌。

a. 很少或從不

b. 有時

c. 經常

d. 大多時候是

8、我感到輕鬆和自在。

a. 大多時候是

b. 經常

c. 有時

d. 很少或從不

9、我覺得似乎有災難即將發生。

a. 很少或從不

b. 有時

c. 經常

d. 大多時候是

10、我莫名其妙就會感到胃部有強烈的不適、頭痛或者各種肌肉疼痛。

a. 很少或從不

b. 有時

c. 經常

d. 大多時候是

11、我曾感到恐慌，而且擔心下一次不知道會在何時何地發生。

a. 很少或從不
b. 有時
c. 經常
d. 大多時候是

12、我對某個特定對象或情況（例如，蜘蛛、恐高或暈血）感到強烈的恐懼，總會竭盡全力避免和該物體或情況進行接觸。

a. 很少或從不
b. 有時
c. 經常
d. 大多時候是

13、我擔心被人評論，並會盡量避免發生這種情況。

a. 很少或從不

b. 有時

c. 經常

d. 大多時候是

14、我的思緒會情不自禁地集中在一個或幾個主題上（例如，害怕細菌感染或事情會出差錯）。

a. 很少或從不

b. 有時

c. 經常

d. 大多時候是

15、我對過去的創傷會有持久、侵入性的回憶。

a. 很少或從不

b. 有時

c. 經常

d. 大多時候是

測驗計分

再強調一遍，有些問題下方選項的順序有所不同。第1題到第6題，如果你有一個題目或多個題目選擇了「c」或「d」；第7到15題，如果你至少有一次選了「b」、「c」或「d」，那麼焦慮很可能以極大程度在影響著你的生活。

下一章提到的「暫停法」，可以幫助你更順利地調節或管理焦慮。利用這個方法，你可以學會控制自己的焦慮，而不是讓它控制你。

如果第1題到第6題，你選擇「a」或「b」；第7到15題，你選擇了「a」，那麼儘管焦慮對你的生活也有影響，但是並不大。第二章提到的「暫停法」也會對你大有裨益。

不管你的焦慮程度如何，都可以透過「暫停法」認識自己的情緒，並且進行相應的情緒調節；而這終將變成你個人生活和職業生涯中的財富。

即使你的自我測驗分數顯示你的日常焦慮程度並不高，但在每次感覺到生氣或憤怒的時候，還是可以選擇使用「暫停法」。它不僅會使你感到放鬆，而且還能促進你與伴侶之間的溝通，改善你們的關係。同樣地，第三章提到的創造和保持每天放鬆的日常方法，也能顯著提升你在當下保持平靜和放鬆的能力。

✪測驗1-2：評估焦慮對親密關係的影響

本項測驗的重點在於確認你和伴侶之間的互動，這樣可以了解特定的互動會如何影響你們的連結感。對於每一題的陳述，請選擇最真實的狀況。在你思考語句的時候，要避免自我批判，這點很重要。就讓選項如實反應你大部分時間對於親密關係的真實感覺吧。

1、當我表達恐懼或擔心時，伴侶會提出合乎邏輯的解決方案。

a. 很少或從不

b. 有時

c. 經常

d. 大多時候是

2、我覺得我的伴侶並不「理解」我正在經歷的痛苦。

a. 很少或從不

b. 有時

c. 經常

d. 大多時候是

3、每當感到焦慮而向伴侶尋求支持，最後總會覺得沮喪、無人傾聽，或者遭到誤解。

a. 很少或從不

b. 有時
c. 經常
d. 大多時候是

4、我覺得在我最需要他／她的時候，他／她並沒有在我身邊。
a. 很少或從不
b. 有時
c. 經常
d. 大多時候是

5、每當沮喪和焦慮時，我的伴侶似乎都會對我生氣或因此而感到沮喪。
a. 很少或從不
b. 有時
c. 經常

d. 大多時候是

6、在我擔心、緊張或害怕的時候，我的伴侶也會感到壓力和緊張。

a. 很少或從不

b. 有時

c. 經常

d. 大多時候是

7、好像每次心煩意亂的時候，我的伴侶就會從我身邊離開。

a. 很少或從不

b. 有時

c. 經常

d. 大多時候是

8、在參加對他／她來說很重要的活動時，我會感到害怕或不舒服。

a. 很少或從不

b. 有時

c. 經常

d. 大多時候是

9、我覺得伴侶會因為我沒有更理性和更明智而批評我。

a. 很少或從不

b. 有時

c. 經常

d. 大多時候是

10、我覺得伴侶會認為我呆板、固執，而且不願意面對我的恐懼。

a. 很少或從不

b. 有時

c. 經常

d. 大多時候是

11、我會批評我的伴侶沒有足夠的同理心。

a. 很少或從不

b. 有時

c. 經常

d. 大多時候是

12、我討厭我的伴侶，因為他／她不能理解我。

a. 很少或從不

b. 有時

c. 經常

d. 大多時候是

13、我討厭我的伴侶，因為他／她不能對我的需要做出適當的回應。

a. 很少或從不
b. 有時
c. 經常
d. 大多時候是

14、我經常認為伴侶討厭我，因為我常會表達自己的擔憂、恐懼和焦慮。

a. 很少或從不
b. 有時
c. 經常
d. 大多時候是

15、我認為伴侶會因為我的憂慮而對我過分保護。

a. 很少或從不

b. 有時

c. 經常

d. 大多時候是

16、我認為在面對那些會加重我焦慮的事情上，我的伴侶會承擔超出他／她分內的責任來保護我。

a. 很少或從不

b. 有時

c. 經常

d. 大多時候是

17、我擔心自己過於依賴伴侶。

a. 很少或從不

b. 有時

c. 經常

d. 大多時候是

18、我擔心自己給伴侶帶來的負擔過重。

a. 很少或從不

b. 有時

c. 經常

d. 大多時候是

測驗計分

如果你至少有兩個問題選擇「c」或「d」，你的焦慮很有可能極大地影響你們的關係。在任何關係中，連接或偶爾出現溝通問題、誤解、憤怒和裂痕都是不可避免的。然而，當過度的焦慮參與其中時，這些生活中的波折就會頻頻發生，緊張感也會加劇，你們的連結以及夥伴關係（這是親密關係的基礎）就會失衡。

本書第一部分中的其他章節將幫你控制焦慮程度，降低它對你們親密關係所造成的影響。在本書的最後兩個部分，你會獲得新的知識和技巧，它們能幫你與伴侶建立新的溝通和聯繫方式，讓你可以得到更強烈的連結感和陪伴感。

如果你只選擇「a」和「b」，代表你的焦慮程度並沒有對你們的交流品質造成顯著影響。話雖如此，一段關係中總有可以提升和改進的空間。本書剩下的部分將提供一些減少焦慮的技巧和溝通實踐方法，教你一些能用來提升親密關係中連結感和滿足感的寶貴技能。

總結

對本書的所有讀者來說，接下來的內容將能提升調節情緒的能力、改善溝通技巧、改變親密關係的體驗。這些都是構築一個成功的親密關係不可或缺、強大的元素。然而，在這個過程開始之前，你需要與自己先建立一個牢不可破的關係。

在後面的兩章裡，你會學到減少焦慮的方法；你會發現，那些被焦慮剝奪的幸福感和心理賦能（empowerment）又重新回到自己身上；你還會發現，一旦能夠自由地擔負起自己的責任，就能不斷發展和提升你和伴侶之間的關係。既然現在你已經清楚自身的焦慮，也了解到焦慮對你們的親密關係所產生的影響，就應該採取行動了。

第2章　掌控你的情緒觸發點，防堵爆發

現在你對「焦慮」在生活中的種種狀態已經瞭然於心，也明白了它對親密關係所帶來的影響，因此就算焦慮發作，相信你能夠更順利地予以應對。

有人說，知識就是力量。然而，沒有行動力的知識，不足以打破根深柢固和習慣性的反應。紐約大學神經科學家喬瑟夫．雷杜克斯（Joseph LeDoux）說：「大腦的構造錯綜複雜，**我們總是更容易受制於易氾濫的情感，而非訴諸理性。**」如果你大腦中感性的部分和邏輯的部分大吵一架，那麼感性結構的部分會勝出。就好像你的感性在用擴音器喊話；但邏輯的部分卻只能用一個廉價的麥克風來傳達理性聲音。

如此便造成一個不幸的結果：情緒總會發出強而有力、洪亮、清晰的聲音；而理性雖然

也在場，卻只能在背景中毫無作用。

這就是為什麼當焦慮來襲時，人們很容易被洶湧而來、可怕的情緒所吞噬，它們總強大到再多知識和理性都不足以與之抗衡。所以，你必須要運用一系列方法來為它們創造一個公平競爭的環境，以便平復焦慮，使你能夠從更為平衡的理性和邏輯觀點來面對壓力。

心理諮商師將此技能稱為**自我調節**（self regulation）。要想實現這一點，本章傳授的「暫停法」非常關鍵。它可以在焦慮來襲時平復心情，並且防止焦慮引發你和伴侶之間的緊張與衝突。而這項技巧，也是本書中提及的所有方法和技巧的基礎。關於「暫停法」的重要性，再怎麼強調也不為過。

成年人的「暫停法」：奠定基礎

「暫停法」包括三個步驟：第一步，**覺察自己焦慮發作**；第二步，**使之「暫停」**；第三步，**制訂自我安撫技巧**。你也可以把「暫停法」與平時用來應對小孩子的規訓技巧（disciplinary technique）結合在一起，在他們不知所措、垂頭喪氣或不受控制的時候使用。

雖然「暫停法」對小孩子來說頗具好處，但是孩子們往往卻不喜歡它。相較之下，你會發現接下來所要運用的「暫停法」，是送給自己和伴侶的一份禮物。

與處罰不同，「暫停法」提供了一種方式，使你可以從觸發焦慮的情境中抽離出來，得以控制自己的反應。它除了是有效管理自身焦慮的方法，對你的關係也有所助益。

在面對挫折和感知到的威脅時，你所做的習慣性和下意識反應，通常會阻礙連結感和有效的溝通。「暫停法」能夠使得被焦慮加劇的不良互動擱置一旁，直到你的焦慮有所緩解，並能站在更為客觀的視角來看待問題為止。一旦你的焦慮減少，就可以重新與伴侶展開更為平衡的互動。

暴風雨前夕：知道自己何時會一觸即發

就像每次洪水暴發都始於烏雲密布一樣，每回的焦慮反應也都累積自日益加劇的緊張和恐懼。由於沒有意識到焦慮正日漸加重，所以你會感覺它彷彿是突然發作的。

對許多人，尤其是患有恐慌症和創傷後壓力症候群的人來說，焦慮可以在短短幾秒鐘之內就排山倒海湧來，事先沒有任何預兆。然而，只要你稍有常識，且加以重視和實踐，你就可以學會在烏雲罩頂之際保持警惕，並採取預防措施。

如何對未來的風暴加以預測呢？首先需要確定你內心警示用的紅旗（red flags），就是指示你焦慮程度正在上升、情緒即將爆發的指標。觸發點通常是以思緒、想法（認知）、情緒和身體感覺等形式出現，這些形式後面內容都會提到。理解它們將能幫助你確定自己的焦慮指標。

認知性指標

不管是否焦慮，每一天每個人頭腦中都會充斥著無數的想法，連續不斷地浮現。不管我們是在做瑣事，還是完成工作任務，又或者在與伴侶和朋友聊天，它們都有可能會跳出來，進行爭辯。

比如說，在雜貨店裡購物時，我們會有意地在蘋果堆裡挑挑揀揀；選擇要購買哪個牌子的餅乾或者在哪個收銀台排隊結帳，心裡想著：「嗯，這個蘋果有損傷，我還是把它放回去吧……上次我買了這個牌子的餅乾，但是拉斯不喜歡，今天選另一個，看看他喜不喜歡……我今天實在沒心情排隊太久，還是自助結帳吧，這樣通常會快些……哇喔，看看那本雜誌的封面上是誰……」

如果稍加注意，就會發現在焦慮程度上升時，這些內心評語會提醒我們。因此請當心這些會伴隨焦慮所浮現的想法：

- 我受不了這個。
- 我要瘋了。
- 這將是一場災難。
- 我無法面對這些事。
- 事情多得處理不完。
- 我無法完成所有工作。
- 我正在失去控制。
- 我覺得無助。
- 為什麼我的伴侶不理解我？
- 為什麼我的伴侶不知道我需要什麼？

情緒性指標

情緒是一種感情豐富的體驗，它可以有力地塑造出我們每一刻的經驗。除了**緊張和恐懼**是顯而易見與情緒相關的焦慮，焦慮上升的情緒性指標還有很多。在你閱讀下方列舉出的情緒時，保持開放心態，對每一種都花些時間來回憶一下你當時的體驗。允許那些感覺稍微浮出水面，看看它是否會被你與焦慮體驗聯繫在一起，它們是：憤怒、不耐煩、怨恨、絕望、不足、悲傷、疲憊、易怒、羞愧、失敗、緊張、恐怖、恐懼、崩潰、挫折、恐慌。

生理性指標

焦慮的生理指標是交感神經系統（sympathetic nervous system）和副交感神經系統（parasympathetic nervous system）交互作用的結果。你可以把交感神經系統想像成神經系統的油門，它會加速你的引擎，這樣你就可以保護自己。

當面對一個可怕的刺激時，身體會感知到威脅，交感神經系統便緊急動員身體各器官，進入「戰或逃」的模式。你的心跳會加快，流到四肢的血液減少並被轉移到器官和肌肉上，讓你能自衛或逃跑。其實，大多時候感到不舒服，甚至產生惶惶不安的生理感覺時，都是由於交感神經系統已經開始採取行動來保護你從危險情境中脫身。

又或者，在某些情況下，交感神經系統和副交感神經系統同時反應（你可能身體變僵硬呆滯，這是焦慮可能引發的第三種反應），這個並行反應會引發如頭暈或肌無力等感覺，這在創傷後壓力症候群患者身上尤其常見。

在理想狀態下，交感神經系統被啟動後，副交感神經系統便會開始工作，力圖使激動的交感神經系統恢復平靜，讓身體保持安定、並化解焦慮反應。副交感神經系統被認為是自律神經系統（autonomic nervous system）的抑制系統。

為了有效管理你的焦慮，副交感神經和交感神經應在自律神經系統內進行完善的相互作用。下面練習介紹的「暫停法」將幫助你利用副交感神經系統，為自己逐漸攀升的焦慮情緒踩下剎車。換句話說，當你學會運用本書提到的方法來更輕鬆地管理自己的焦慮後，你會告訴自己的身體，要緩緩推動副交感神經系統採取行動，以減少交感神經系統的加速。

了解壓力反應的生理性指標，是防止焦慮進一步升高的第一道防線。下面列出自律神經系統的常見生理性指標：

- 頭昏眼花
- 頭暈目眩
- 顫抖
- 心跳加快
- 噁心
- 胃痛或胃部痙攣
- 胃部不適
- 潮熱出汗
- 冷汗淋漓
- 手腳刺痛
- 手腳冰冷汗濕
- 肌肉無力
- 肌肉緊張或手臂、腿、胸部、肩膀發緊

✪練習2-1：意識到自己的焦慮發作

在此練習中，你需要回想一個最近的焦慮體驗，來確認自己獨特的認知、情緒性和生理性指標的集合。

為了這個練習，你需要留出十到十五分鐘；找個安靜的地方，保證自己不會受到打擾。審視之前提到的「過度反應」（overreaction）認知、情緒和生理性指標，如此能幫助你更容易識別出焦慮的指標。

你可以把這本書放在手邊，翻到那些部分，如此就可以在做完練習之後再次研讀那些指標列表。你還要準備好紙和筆，以便在練習的最後記下自己的觸發點。趁著那些體驗還未被忘卻，把它們寫下來，這會是一個很好的記憶輔助手段，並且也可以慢慢創造出一張個人觸發點的列表，以備自己隨時查閱。

一開始會確認到的觸發點，可能像膝反射那樣的下意識反應，其中有一些例如肌肉緊張，甚至還是在你意識到它的情況下發生的。既然你正在學習如何識別反應過度的徵兆，把這個列表放在手邊會很有幫助。我們建議你把它放在錢包或隨身包裡，當你覺得焦慮或緊張的時候，就可以很及時地拿出來，快速瀏覽這些觸發點。如果你發現自己正在體驗該清單上的某項指標，那麼就是時候啟動「暫停法」了。

想完成這個練習可以有好幾種方法。你可以先把它通讀幾遍、熟悉一下內容，然後自行回憶一下；你可以錄下回憶內容，一邊聽錄音一邊做練習；也可以請一位朋友或一位治療師為你閱讀，然後你邊聽邊按指示做練習。選擇最適合你的方法就好了。

如果你做好準備，就開始吧。

❶**回想一個讓你感到非常焦慮的片段**：在記憶中追溯你感到恐懼或擔憂的時候，你被這些情緒擊垮了，感到非常不舒服、痛苦、不安。當你回憶起最近一次的焦慮體驗，不妨花些時間讓自己重溫一下當時的想法和感受。當時你手上和臉上的皮膚分別有什麼感覺？你的肩膀、身體、雙腿和雙腳又有什麼感覺？當時在腦海中浮現的想法是什麼？你對自己說了些什麼？你覺得有什麼情緒性體驗？你是和其他人在一起，還是自己一個人？你是在室內還是室外？你是身在嘈雜的公共場所還是安靜的家裡？

❷**帶著這些想法和身體感覺靜靜地坐著**：在你坐著回憶時，讓這些情緒、想法和感覺再次湧現吧，你可以重新體驗一下它們，就是現在。開始感受，讓這些感覺重新浮現，變得更加激烈，但自始至終你都清楚，你當下正安全地坐著，你可以任意選擇增加或減少這些感覺和情緒，一切都在你的掌控之中。

❸**讓感覺幫忙**：當你誘導這些感覺變得越來越強烈的時候，你要明白，這些熟悉的、令人不適的情緒和感覺，此刻出現是在幫你。重新體驗這些感受，在安靜的房間裡安全地坐著，可以幫助你學習未來如何更快速地識別和平息它們。你能確定過去碰上這些情況時，你在想什麼嗎？當你再次感到焦慮，腦海中浮現的單字或句子是什麼？隨著這些念頭出現的又是什麼感受呢？你能確認伴隨著這種體驗而出現的感覺或情緒嗎？慢慢想一下，釐清你感受到的每個情緒的意義，並給它們都做標記。

❹**現在，把注意力轉移到身體上**：身體是心靈的文件櫃。在你覺得緊張、不適或者「生病了」的時候，你身體的哪個部位產生了反應？是你的胃、下巴、肩膀還是眼睛呢？既然你已經注意這些伴隨著焦慮出現的思緒、感情和生理感覺，不妨

把控制感覺的弦，稍稍地放鬆一些……平穩地降低它的強度，一點一點地。在你的狀態完全重返當下的時候，請允許一股平靜、安寧和放鬆的感覺從自己胸部中央一直向下流淌到指尖和腳趾、向上流往頭頂，而你的雙腳仍然穩穩地站在地上。

現在，你已經從過去的回憶中完全擺脫出來、回到了當下，你也已然意識到，帶著新的知識簡短地回望一下過去，能夠幫助你戰勝未來的擔憂和焦慮，這會讓你感覺良好。

在暴風雨中找到一個港口：啟動暫停法

一旦你能意識到自己焦慮反應的認知性、情緒性和生理性指標，你就可以在焦慮情緒升級前沉穩地處理它。

現在，你可以開始藉由「暫停法」消除焦慮，化解與伴侶之間的潛在衝突，從而不再受其擺佈。為了讓「暫停法」的效用發揮到最大程度，**做好準備**非常重要。如此一來，在關鍵時刻，你就可以完全專注於緩解焦慮。

在做準備時，為了能在家裡實施「暫停法」，你要找出一個空間，根據需要把你的計劃告訴伴侶，並且確立一個雙方都得要遵循的實施步驟。

選一個物理空間

無論是居家、在職場還是公共場所，當你需要採取「暫停法」的時候，空間的選擇很重要。通常，在家裡建立這樣一個空間最為容易，因為你往往可以很好地控制周圍的環境，並盡最大可能地保護隱私。

許多人會選擇臥室、客房或者是小型的家庭辦公室。如果可能的話，我們建議在你啟動「暫停法」的時候，盡量避開伴侶或孩子們常常進出的地方。如果你生活在一個氣候溫和的地方，可以考慮室外空間或後院，只要是寧靜、舒適，能夠確保隱私，而且白天、夜間都能使用。

選擇好位置之後，可以採取一些額外的步驟來建立一個舒緩、放鬆的環境。有些人喜歡光線柔和、燈光幽暗的地方；也有人喜歡用蠟燭。你可以播放一些舒緩身心的背景音樂。一定要拔掉電話線、關上手機，這樣你才不會被打斷。無論誰打來，他們都可以多等十或十五分鐘，直到你恢復平靜再說。

你可以在門上掛一塊「請勿打擾」的牌子。在你為了「暫停法」創立一個空間的時候，你就是在向自己和擺脫高度焦慮的決心表達敬意與尊重。

如果是在公共場合或朋友家，當你需要獨處幾分鐘施行「暫停法」時，洗手間是一個可以保障隱私的場所。而且無論你置身何處，它通常都是可以使用的，也相對容易找到。再者，去洗手間是一個很好的託詞，是最便捷、最被認可的方式，你無須再為臨時離場而多做解釋。不論你是與伴侶或其他人在一起，還是獨自一人，去洗手間都能讓你獲得所需要的時間和空間。

當然，有些情況下無法保證能擁有隱私，比如說，搭乘汽車或公車時。我們建議你告訴同伴，你需要幾分鐘的暫停時間。或者，如果車上的其他人都不知道你的暫停程序，就只要求他們給自己留一段時間放鬆一下。在暫停期間，你可以安靜地坐在座位上，完成所有的放鬆技巧。

如果你是開車的人，並且身邊有伴侶或其他人，你可以簡單告訴他們，接下來的路途，你只想聽聽廣播或音樂，不想說話。因為既然在駕駛時無法完成放鬆技巧，這期間一定要避免那些會加重你焦慮或引發衝突的互動。畢竟在同一輛車內，大家可以聽音樂而不聊天，是普遍認可的社交方式。你可從而給自己一些心理空間，無須告知別人你的暫停程序。

如果你的伴侶也在車裡，你可以告訴對方，自己需要暫停一下，所以等你們到了目的地，就要立刻啟動實施步驟。在此期間，你可以要求聽一下舒緩的背景音樂，然後在到達目的地之後，把所需要的時間和空間都投入執行「暫停法」。

如果你的伴侶仍在身旁，你的「暫停法」會否成功，很大程度上取決於對方對你所有行為的尊重和理解；而對方是否能夠理解，又取決於你之前如何向對方解釋這項行為的本質和目的。培養這方面的相互理解是保持關係的根本，不管你施行的時候，對方有無在場。

向你的伴侶解釋「暫停法」

「暫停法」是為了防止你變得越來越焦慮所提供的一個救急機會。在你與伴侶的交流陷入困境之際，它就像一個停戰協議，讓你們可以暫告一段落，緩解焦慮、恢復冷靜，然後與對方更順利地交流。

然而，要想發揮最大程度的作用，至關重要的一點是：**你和伴侶對實施該計劃的態度要一致**。

當你感覺焦慮不斷上升的時候，你需要解釋「暫停法」的目的和對你的重要性。因為與伴侶之間的衝突會觸發你的焦慮，所以你們還需要設立一個計劃，一旦交流陷入困境就立刻啟動、遵照執行，而且一定要堅持到底。

你的伴侶需要明白，「暫停法」與「在憤怒、恐懼、傷害中撤退或抽離」是不同的。你們需要把「暫停法」理解為暫時停止溝通，如此你就得以進行自我關愛，從而以更加平衡的方式，重新繼續進行更好的溝通，建立連結感。

請確保你的伴侶理解你要採取「暫停法」來控制自己內心的焦慮體驗。只要你們雙方都明白這個做法不僅對你有好處，而且還有利於彼此的關係，你就可以在需要的時候隨心所欲地使用這個方法了。

✪練習2-2：與伴侶進行交流

接下來的練習要幫你將「暫停法」的概念介紹給伴侶，並確保雙方都了解你將要制訂的實施步驟。下面對話範例可以引導你完成這次的討論和協作過程，不一定非要逐字使用。你可以此為基礎，做出自己的解釋。此外，如果你感到緊張，覺得說不出口，下面的對話會是一個很好的示範。請跟著以下步驟練習：

❶**詢問現在是否是討論某些重要事情的好時機**。問：「我想跟你談談對我來說很重要的事，你覺得現在可以嗎？」然後等待對方做出回答。如果得到肯定的答案，就繼續下去；若否，就追問什麼時間比較合適（如果對方心不在焉或焦慮不安，最好再等等）。

❷**解釋你為什麼需要「暫停法」**。「我一直在學習一些方法，好在我又開始反應過度的時候，幫助我緩解焦慮。一旦我注意到自己反應過度，我就會馬上採取這個『暫停法』。它能幫助我冷靜下來、自我安撫，更能理解自己的反應。一旦我冷

靜下來，我就可以更理性地對待你了。」

❸ **解釋所需的時間和地點**。「這可能會占用五到二十五分鐘，時間長短取決於我的需求。我想用一下我們的臥室，你是否同意？」

❹ **分享當你需要採取「暫停法」時會如何溝通**。「在我需要暫停法時，我打算說：『我現在需要暫停一下。』或者我會向你發出一個訊號，然後直接就走去已經選好的地點。一旦我告知你『我需要暫停』，我會立刻停止和你對話，直接開始暫停的步驟。」

❺ **說明這只是暫時停止溝通，而非放棄或者逃避**。「我希望你把它當作是溝通中的臨時暫停。現在，我對你承諾，我不會用它當藉口來躲避與你互動、或逃避我不想面對的事情。我只是先休息和放鬆十到十五分鐘，然後我就會回來。這樣可以讓我平靜下來、集中精力，而且回來之後可以更有效率地與你溝通交流，避免對我們都造成不必要的傷害。在我回來以後，我們可以決定何時是繼續談話的最佳時機。」

記住，你要堅持暫停訊號是必須的，而且暫停過程確實有助於確保你們之間的建設性關係，而不是為了逃避與伴侶的談話或者進行對抗。

❻**結束討論**。「這個計劃你覺得合適嗎？可行嗎？你有沒有什麼改進的想法或建議？我希望得到來自你的回饋，希望我們能一起合作來實施這個計劃。」

暫停途中：練習自我安撫技巧

一旦你已置身於選定之處，就能使用各種自我安撫技巧來緩解焦慮。下面會教你六種快速而有效的方法來安撫身心，每一種都有不同的功用：

- **閉上眼睛，轉動眼球**：快速中斷反應。
- **握緊拳頭**：緩解肌肉緊張。
- **正方形呼吸法**（four-square breathing）：用舒緩平靜的呼吸安撫自己。
- **沉重的手臂、沉重的腿**：創造平靜的感覺。
- **溫暖腹部、冰涼額頭**：增加你的平靜感。
- **快轉到未來**：幫助你期待狀況舒緩。

這些技巧都可以緩解焦慮，一切結束時你就可以回到一種冷靜、平衡的狀態。接下來將教你如何實踐這六個練習。我們建議你按順序依次執行，但沒有非要一成不變，為了重獲平靜的感覺，你可以根據自己的需要，盡可能多或少地運用一些步驟。

同樣地，暫停的時間也非固定，可能短則兩、三分鐘，長則二十分鐘。關鍵在於你自己覺得恢復平衡需要多長時間。在每一天的每個特定時候，你需要的時間可能都會有所不同。

迅速中斷反應

這項技巧是由臨床催眠（clinical hypnosis）領域的兩位領袖人物，美國精神科醫生赫伯特．斯皮格爾（Herbert Spiegel）和紐奧爾良臨床催眠學會主席達布尼．尤因（Dabney Ewin）創立。

起初斯皮格爾博士只是用「轉動眼球」來幫助評估一個人被催眠的能力，但這是一個快速（不到一分鐘）卻又強而有力的方法，可以幫你在開始暫停的那一刻集中注意力、防止焦慮升級。

雖然你也可以睜著眼睛做，但是尤因博士建議還是閉上眼睛比較好。你要學會在與伴侶互動時如何轉動眼球，這一點很重要（見第五章）。當然，你也可以根據自己的個人喜好，睜著眼睛或者閉著眼睛完成下面其餘的練習。

✪練習2-3：閉上眼睛，轉動眼球

要做這個練習，在閉上眼睛之前請先閱讀以下四個簡單步驟：

❶閉上眼睛，抬頭保持極力向上看的樣子。

❷現在深呼吸，保持眼睛向上。彷彿你想看看你的眼睛是否可以看到眉骨的最高點。你的眼球可能感到緊張，但是眼瞼卻伴有放鬆的感覺，這是正常的。或者你可能只能感受到眼部肌肉的伸展。

❸讓你的眼睛保持這種狀態大約十到十五秒，無論是緊張還是對眼眶周圍肌肉拉伸的感覺，你都要欣然接受。

❹呼氣，同時眼睛放鬆。稍後，你就會發現眼部的放鬆感覺正在蔓延到身體其他部位。

釋放肌肉緊張

握緊拳頭的練習是基於一個事實：**我們的身體和頭腦是情緒的載體**。擔心、恐懼和焦慮會表現在認知、情緒和生理感覺等，比如肌肉緊張。

在接下來的練習中，你可以把「可視化」與握緊拳頭、放鬆拳頭這項簡單動作配合起來做，如此一來就可以緩解肌肉緊張、有利於產生平靜和放鬆的感覺。你將會在幾分鐘內緩解肌肉緊張，並同時釋放恐懼或擔心。

這項練習是一個能讓你認知自己的焦慮，並建構和保持節奏的柔和方式，直到你的身體和心靈都已經準備好釋放緊張。

事實上，這個練習利用了焦慮易於上升的天性，唯有如此，你才能利用這種天性來放鬆和解脫。在利用此技巧鬆肌肉後，它便會幫你更順利地進行下一個練習：正方形呼吸法。

✪練習2-4：握緊拳頭

我們建議反覆閱讀以下步驟來熟悉程序，然後再透過記憶來完成動作：

❶**聚集緊張感**：首先，想像一下所有的不舒服感覺，諸如恐懼、驚恐、擔心、易怒和煩躁不安等，都集中到了你的一隻手上。盡可能多用一點時間讓所有情緒都聚集在身體的這個小小部位。

❷**集中你的注意力**：在聚集情緒的時候，將注意力都集中在手上。

❸**感受緊張能量**：在你覺得手上充滿了緊張和能量時，慢慢地把手握成拳。慢慢將拳頭一點點收緊，直到再也無法更緊為止。

❹**把緊張變為液體**：現在想像一下，手上所有的壓力都變成液態，變成自己所選的顏色。這種彩色液體代表你的痛苦、擔心以及其他不舒服的情緒。在你讓緊張變成這種顏色的液體時，請注意一下自己需要付出多少努力和能量才能緊緊地握住拳頭。也許你的手掌和手臂上的肌肉已經感覺疲憊了，甚至開始有點疼；或許由

於要堅持不斷地握緊拳頭，你的手掌或手臂已經開始搖晃、輕微顫抖。

❺**放鬆你的拳頭：**在手和手臂的肌肉都感到疲憊以後，逐漸進入身體所需要的放鬆和鬆弛狀態。一定要非常緩慢，讓你的手指、手掌和手腕的肌肉逐漸減輕控制。

❻**釋放緊張：**想像一下手中的彩色液體以你認為合適的速度流到地板上。看著液體直接流到地上、滲入地面。想像它已經滲入到土壤深處，在某個遠離你的地方得到了清潔和釋放。現在，在緊張這麼長時間之後，感受一種寧靜、舒適和輕鬆完全滲進手上的每一塊肌肉。你甚至可以深吸一口氣，為終於釋放這種緊張關係鬆一口氣。

❼**收尾：**你可以晃晃自己的手從五倒數到一，以完成這個練習。在數到一之後，讓自己享受一下這種放鬆、振作和警醒的感覺。並且要知道將來不論任何時刻，你都可以在短短幾分鐘內指示身體釋放不必要的緊張。

用舒緩平靜的呼吸安撫自己

就像心臟會跳動、血液在血管內流淌一樣，呼吸也是身體每天要做的事情。由於呼吸是我們生活中基本且持續的部分，因此我們很少會特別去關注它。這樣做是有道理的，想像一下，如果當你路過雜貨店、寫完一封電子郵件，或是在談話時，必須注意每個呼氣和吸氣行為，你會怎樣。假使總是有意識地關注呼吸，就很難完成任何事情，也根本無法入睡。

然而，關注和改變呼吸可以幫你快速緩解焦慮反應。在你變得焦慮時，身體的很多肌肉都會變得緊張。其中還包括了影響橫膈膜和胸腔運動的肌肉，進而影響你的呼吸，所以伴隨焦慮而來的肌肉張力增加，往往會使得呼吸變淺，並受到限制，這反過來會增加焦慮，於是你吸入的氧氣和釋放出的二氧化碳都會減少。呼氣和吸氣是獲得健康幸福所不可或缺的。

下面的呼吸練習會引導你慢慢地深呼吸，使你可以迅速緩解焦慮反應。因其便捷和簡單，所以正方形呼吸法是我們最喜歡的呼吸練習之一，它需要做的就是數到四。你可以在進行「暫停」以及與伴侶互動時（見第五章）使用這個呼吸技巧。

✪練習2-5：正方形呼吸法

選擇一把椅子或沙發。你可以舒服地坐在上面，身體坐直、背挺起來、雙腳平放在地面上。這個姿勢可以提升你保持安靜和深呼吸的能力。在閱讀完下面的步驟和建議之後，憑藉記憶做出來：

❶吸氣的同時數到四（每秒鐘數一次）。

❷屏住呼吸數到四。

❸數到四再呼氣。

❹屏住呼吸數到四。

請重複這個循環。沒有固定的時間限制，但是通常每次練習至少堅持一到三分鐘是最好的。如果數不到四，可以從一數到三。

在這個過程中，你可以添加一個可視化輔助，這會使大腦忙碌起來，把你的注意力轉移到練習上，再也無暇分心。你可以試著把下面這個圖加入呼吸模式中。

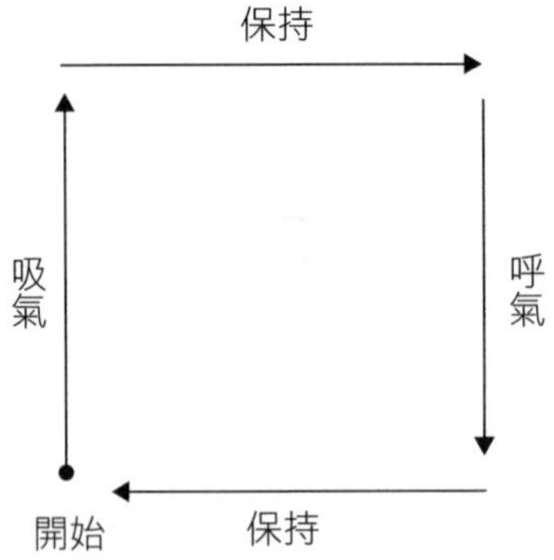

❶在你吸氣的同時數到四，想像自己在畫一條向上的直線，從一個虛擬正方形的左下角一直向上延伸。
❷屏住呼吸的同時數到四，想像自己在正方形的上方，從左到右再畫一條直線。
❸在你呼氣的時候數到四，在正方形的右邊畫一條向下的直線。
❹屏住呼吸數到四，在正方形的底部從右到左畫一條直線。當你開始下一個呼吸週期時，可以重新畫一個新的正方形。

創造和增加平靜

接下來的兩個技巧，通常可以在幾分鐘內持續不斷地建立一個寧靜的最佳狀態。它們是改編自名為「自律訓練」（autogenic training）的放鬆方法，此方法的基礎源自於一個認知，就是「你的言語和想像會影響身體對壓力的反應」。

這個方法由德國精神病學家和神經學家約翰內斯．舒爾茲（Johannes Schultz）研發，他發現放鬆反應通常會伴隨著特定的生理感覺，包括整個額頭有清涼的感受、四肢和腹部感到沉甸甸和溫暖。這種在自律訓練中產生的沉甸甸和溫暖的感覺，還會伴隨兩種生理現象：入睡和「戰或逃」反應（換句話說，就是副交感神經系統的作用）消失。

你可能不曾注意過，當你準備睡覺時，身體會變得安靜、四肢則變沉重。所以，藉由練習「沉重的手臂、沉重的腿」，你可向身體和大腦傳遞一種訊息：「現在是安全的，可以放開那些不必要的警惕和恐懼了。」

在「戰或逃」的反應模式下，血液會被引導流向肌肉和器官，以便有效地調動身體進入戰鬥或逃跑狀態。例如，流向小腿和肱二頭肌的血液會比平時多；流向手指和腳趾的血液會變少；你的胃腸道，包括胃在內，接收的血流量會低於平均（在「戰或逃」的反應模式下，消化並不是優先要考慮的事情）。

血液流動減少往往會帶來寒意，而溫暖的手臂和腹部會對身體發出訊號，示意一切都是安全的。它們還會告訴大腦，可以放下焦慮。

你可能也會注意到，在做以下兩項恢復平靜的練習時，隨著重量和溫暖的感覺不斷上升，你的呼吸和心率會逐漸變得緩慢、正常。這就是副交感神經系統對焦慮反應有所抑制、變平靜的跡象。在使用這些干預行為來平衡自主神經系統的短短幾分鐘內，你就是從原本的踩油門加油行動，轉向了剎車制動。

✪練習2-6：沉重的手臂，沉重的腿

關於這個練習，我們建議你首先閱讀下列步驟，然後根據回憶做出來。開始前，請在安靜的地方找一個舒適的位置，比如坐在椅子或沙發上。步驟如下：

❶關注你的右手，想像它開始變得沉重。你可以想像有一個鉛塊在你手中，然後對自己說三次：「我的右手很沉重。」

❷接下來想像這種沉重感沿著手腕蔓延，一直沿著手臂向上，直到你的肩膀。然後對自己說三次：「我的右臂很沉重。」

❸現在把注意力轉移到你的左手，跟右手一樣做剛才的動作。然後感覺一下自己的雙臂。感受一下它們的重量、它們的沉重感。

❹接下來，把注意力轉移到腿上。想像你右邊的小腿和右腳很沉重，對自己說三次：「我的右腿和右腳很沉重。」現在想像一下，在右邊大腿上有一個三十斤重的沙袋，感受一下它的重量，然後對自己說三次：「我整條右腿都感覺很沉重。」

❺重複上一個步驟，但是換成左腿和左腳。

在你完成所有程序之後，你的身體會感到很放鬆，你的焦慮可以得到緩解。

✪練習2-7：溫暖腹部，冰涼額頭

此項技巧可以鞏固和提升從之前的練習所得到的放鬆反應。溫暖的胃才是平靜的胃，一個平靜的胃向整個身體傳遞的訊號就是：「你是安全和舒適的。」如同前面的練習一樣，這個練習會運用你的想像力和語言來創造所需的回應。步驟如下：

❶首先關注你的胃和腹部，想像它變得溫暖。讓你的胃變成你覺得溫暖舒適的溫度。同時要注意，你的手臂和腿依然感到沉重，現在你已經有了以溫暖、快樂為中心的體驗。讓這些快感增加。

❷現在將注意力轉移到你的額頭。想像有一陣涼爽的微風輕輕地吹拂著，或者，如

果你願意的話，想像一個額頭冷敷治療正在幫助你保持頭腦冷靜。對自己重複說：「我頭腦很清醒，我可以用冷靜的頭腦清晰地考慮問題。」

❸現在透過輕輕地晃動手臂和腿來結束這個練習，再次變得警覺，但身體很平靜。這樣做的時候，提醒自己，只要你願意，隨時可以回到這個平靜、舒適的狀態中。

預期放鬆

聚焦於未來，正如在第一章討論過的，是應對焦慮反應模式的核心。在接下來的練習中，你可以利用「重視未來」的天性來減少焦慮。

在產生焦慮時，無論感覺多麼來勢洶洶，都有一點是肯定的：一切終會過去。將來會有一段時間，通常就是幾分鐘後，你狂跳的心臟又復歸到平靜、柔軟、有節奏的跳動狀態。隨著時間流逝，在幾個分秒、時刻之後，你的憂愁也會煙消雲散。

如果你正沉溺在恐懼和擔心之中，最好記住這一點：這種折磨人的感覺，它持續的時間是有限的，隨著時間的推移，它終會消失殆盡。

✪練習2-8：快轉到未來

在你充滿焦慮的時候，你觸目所及之處往往皆是恐懼。這個簡單的快轉技巧可以提示你退後一步，對你保證雖然目前正處於恐懼，但很快就會恢復。

如果你已經按之前的建議，在暫停過程中依次完成前述練習，那麼當你做到這個練習時，藉著前三個恢復平靜的技巧，焦慮可能已經明顯減弱了。我們發現，在結束暫停之前，這個最後的放鬆練習尤有助益。

和前面的練習一樣，你可以閱讀以下步驟和建議，然後根據回憶完成所有步驟。步驟如下：

❶首先花一點時間，釐清時間的線性發展過程：要從頭到尾，見證一整天的過程。

❷想像一下，你一整天的活動都被錄成影像，而你自己手持遙控器，允許暫停、快轉，或者可以任意播放。

❸在你腦海中定格到當前場景，而你正處於高度焦慮。

❹現在點擊快轉按鈕，跳到你這一天中的下一個場景。

❺最後，按下播放按鈕，看看不久將來的自己：冷靜、平靜、感覺不錯。驚恐、焦慮或擔心都已經成為過去，這一整天，你都會很平靜地投身到各種活動當中，並且效率極高。

在完成暫停法的最後一個練習時，你可能會感到平靜和安逸；也可能還是有一些殘餘的壓力。只要重複一下這些練習就好了，直到你的焦慮減輕為止。在你準備好之後，你就可以離開用來暫停的空間，恢復正常活動。

總結

在你認知到自己的觸發點之後，使用暫停法來減輕焦慮，並且實踐這一章的所有練習，你將變得越來越擅長從焦慮中冷靜下來。焦慮將不再會對你的生活和你們的關係產生負面影響。

總結來說，暫停法的三個步驟如下：

❶在你被觸發的時候，能夠自主察覺到。

❷啟動暫停。

❸採取自我安撫技巧：

- 閉上眼睛，轉動眼球：快速中斷反應。
- 握緊拳頭：緩解肌肉緊張。
- 正方形呼吸法：用舒緩平靜的呼吸安撫自己。
- 沉重的手臂、沉重的腿：創造平靜感。
- 溫暖腹部、冰涼額頭：增加你的平靜感。
- 快轉到未來：幫助你期待狀況舒緩。

儘管實現暫停法需要自律，但是這些努力都是值得的。你除了能獲得一種調節焦慮的方法，還可以改變和伴侶的互動方式。往後當焦慮升高，你不必再繼續與伴侶窮互動，或者指望對方來調節你的焦慮；現在，你可以控制自己的情緒了。你以及你們的關係，不再受制於你的焦慮。

在下一章裡，你將學習到利用一系列能夠減緩整體焦慮程度的技巧，來提升你管理焦慮的新能力。有暫停法在手，焦慮出現時就可以適時緩解你的緊張。接下來，你可以創造一個日常放鬆療法，它將會降低你的基準焦慮程度。

第3章　學會降低情緒波動的基準

律師保羅說：「我每天早上總是坐立不安。在我關閉鬧鐘之前，我會把我需要做的所有事情都思忖一遍，即便週末也不例外。我想立刻從床上跳起來，開始工作。我等待的時間越長，就越緊張不安。直到有一天，我突然意識到，原來我忘了生活其實不必是這樣。」

「在我們剛買了第一間房子時，我和瑪麗每天會早起三十分鐘，然後一起很從容地享受早餐和咖啡，再正式投入到一整天的工作之中。後來我們有了孩子，我也因升職為律師事務所的合夥人而忙碌。升任合夥人之後，我的工作量更多了。現在我總是匆匆忙忙、東奔西走。如果我的電話沒有發出『嗡嗡』的提示音，提醒我有郵件或來電，我就會坐立不安。」

「我把早餐儀式忘到了九霄雲外，直到幾天前，瑪麗在我們結婚二十五週年紀念日的早晨為我做早餐。她手忙腳亂了好一陣子，還做了我最喜歡的煎餅，並把餐桌布置得很漂亮。我不得不承認，我不再像以前那樣對這些東西感興趣了。我草草吃完早餐，甚至在飯桌上就用平板電腦寫了一封電子郵件。早餐一吃完，我立刻起身準備去工作。瑪麗認為這是對她的不滿，認為我無視她的努力，不想和她待在一起。她抱怨我總是太過全神貫注工作，要不就匆匆忙忙。我們最後大吵一架。瑪麗說，現在孩子們都已離家，她一直希望和我能有更多的時間在一起，而不是更少。」

「我確實想和瑪麗待在一起啊！只是這些日子以來，我似乎無法慢下來。我總是擔心自己無法完成所有工作，所以每次我試圖慢下來的時候，我真的會很焦慮。我希望瑪麗能多體諒一下我的壓力。在工作完成之前，我可能無法放鬆下來，也沒法悠閒地享受早餐。」

對於那些其中一方患有焦慮症的夫妻而言，保羅和瑪麗的問題並不特別。保羅對未來事情的專注，干擾到他放鬆下來的能力，也影響了在結婚紀念日早晨和妻子建立連結的能力。

然而，他的焦慮對無法享受結婚紀念日早餐造成的影響，還遠遠超過了無法建立連結感的後果——他的焦慮成為自己和妻子之間的衝突來源。瑪麗經常會把保羅的匆匆忙忙和工作繁重解讀為：「對他們之間的關係不再感興趣。」雖然情況並非如此，但保羅的高度焦慮確實干擾了他與妻子建立連結的能力。

對其中一方長期患有焦慮症的伴侶來說，這確實是一個常見的問題。如果你將基準焦慮程度設置為「紅色警戒」，而對方的卻是「亮綠燈」，你們的關係肯定會受到影響。為了個人幸福以及你們關係的健康發展，你得學習如何降低基準焦慮程度，這一點很重要。

下面提到的日常壓力預防，將會幫助你實現這項目標。

預防日常壓力

日常壓力預防是基於第二章的「暫停法」中所學到的放鬆技巧。在完成所有的自我安撫步驟（練習2-3到2-8）之後，只需額外再做兩個新練習就好，每個練習都會有不同的效果：

* **冥想安全之地**：建立一種安全感。
* **總結肯定語（Closing Affirmations）**：幫你鞏固自己的成功。

每天只需留出二十分鐘來練習這八個技巧，就可以降低你的基準壓力程度，防止你們的關係受到傷害。

預防日常壓力的好處

讓身心「慢下來」有三大好處：重新調整壓力激素等級、產生最佳腦電波活動以及增強「暫停法」的效用。

重新調整壓力激素

首先，預防日常壓力旨在降低你的壓力、焦慮和緊張程度。然而，慢性焦慮會導致你的壓力激素升高，並在體內循環，於是你會更加緊張和焦慮。回想一下，在一些焦慮症的情境中，長期的壓力激素升高會導致身體的種種不適。比如，肌肉緊張、緊張性頭痛和胃腸不適等。

練習預防日常壓力，有助於降低體內釋放的壓力激素，並能增加血清素（serotonin）的釋放，後者是一種與積極情緒有關、影響神經系統的化學物質。

其實，這也是在改變體內環境的平衡狀態。正常情況下，你的體溫長期在攝氏三六．六度徘徊；但慢性焦慮則會讓你因壓力而長期處於攝氏三八．三度——急促且發熱。

只要堅持定期且重複地練習，這套「預防日常壓力」就可以藉由改變體內影響神經系統的化學物質和激素濃度，讓身心調整「壓力溫度」。

產生最優的腦電波活動

預防日常壓力也可以產生有益的腦電波活動。在不同的心態下，腦電波的類型各不相同。β波與焦慮和擔憂有關；而α波和θ波則與平靜和放鬆相關。預防日常壓力練習會幫助大腦從聒噪繁忙的β波，轉變為平靜、放鬆的α與θ波。而你實際上就是在告訴大腦：「要調整運轉的頻率。」

增強「暫停法」的效用

重複進行「暫停法」這套程序的日常壓力預防練習，還有另外一個好處：在進行日常壓力預防期間，你可以進入一種平靜的狀態，並且能越來越嫻熟地運用暫停法。

無論身在何處、遭遇什麼，你所做的日常壓力預防練習越多，你就能越快速、輕鬆地進入放鬆狀態，獲得幸福感。藉由這個練習，你可以降低自己的壓力程度，也能確保你正在運用的這些降低焦慮方法更有效。

預防日常壓力的步驟

一旦你選定了練習預防日常壓力的場所（比如，選擇家裡那個練習「暫停法」的地方就很棒），首先就開始進行暫停法計劃中的六項練習吧：

- 閉上眼睛，轉動眼球（練習2-3）
- 握緊拳頭（練習2-4）

- 正方形呼吸法（練習2-5）
- 沉重的手臂、沉重的腿（練習2-6）
- 溫暖腹部、冰涼額頭（練習2-7）
- 快轉到未來（練習2-8）

做完這些練習後，再接著進行以下兩個新練習，即在安全之地冥想和總結陳詞。

創建一種安全感

這個練習需要運用「想像力」和「可視化」來幫助你進行自我安撫。想像自己置身於一個氛圍寧靜的地方，可以迅速使身心進入安定祥和的狀態。有人喜歡選擇一個特定的安全之地，或許是某個他們特別喜歡的度假勝地；也有人會運用不同的地點，取決於當天哪些事物對他們尤有吸引力。許多人喜歡水，對於在海灘上的休憩充滿美好回憶；有些人則是想到高山、森林、山谷或花園就會心生寬慰；還有些人更願意為自己量身打造一個虛擬空間。

可視化成功的關鍵在於，將所有的感官都調動起來參與其中。你在安全之地所看到的、聽到的、聞到的和感覺到的細節越多，它們對你而言就越真實。而當這些感覺越真實，這個安全之地就能產生更大的鎮靜作用。

✪練習3-1：安全的地方或安全的房間

下面的腳本和步驟將指導你如何建立與進入安全之地。在建立階段，你可以使用兩種不同的腳本。首先，是在大自然中創造一個安全空間；其次，是幫你建立一個安全的房間。如果你知道自己喜歡其中一個勝過另一個，就直接略過你不感興趣的那個腳本吧；假使你不確定自己到底更喜歡哪個，那麼請把兩種可視化都嘗試一下。你會發現透過冥想這些理想中的安全之地，很可能會為你帶來驚喜。

由於這個練習腳本要比之前的長得多，我們建議你要麼把它錄下來，要麼請一位朋友、你的治療師或你的伴侶讀給你聽。然後找一個安靜、舒適的地方（預防日常壓力練習空間就很合適），讓自己放鬆下來、集中精神。首先「閉上眼睛、轉動眼球」（練習2-3），按「正方形呼吸法」呼吸幾下（練習2-5）；並且讓下面的語句來引導你。

安全之地：大自然中的一個場景

現在，藉由「閉上眼睛、轉動眼球」以及「正方形呼吸法」，你已經進入平靜的心態；你可以繼續放鬆並享受那些能讓你更感輕鬆的圖像、經驗連結。

徜徉在你的內心世界，然後問問自己，你願意成為大自然中的哪種生物？你可以去任何你想去的地方，這個地方可能是某個你去過或一直想去的地方；可能是真實存在的，也或許只存在於你的腦海中；它可能是某個不太遙遠的過去記憶，或是來自很久以前的童年經歷，讓你的直覺引導你去正確的地方。

當你選定了那個感覺正確的地方，現在就讓自己去到那裡，調整你所有的感官去感知這個地方。環顧四周，用你內在的眼睛審視一下那裡。有些人可以在他們的腦海中創造出生動的畫面，而有的人只能看得模模糊糊或看不清全貌，沒關係，怎樣都行。

最重要的是，在你環顧自己所選擇的安全之地時，你也會獲得一些內在感覺。你聽到些什麼？你能否聽到聲音，那些舒服的聲音，那些用你的內耳聽到的聲音，也許是浪花？或者是微風和音樂？還是笑聲？

人的嗅覺是強大的。你知道自己聞到了什麼，不是嗎？那股氣味是否把你帶回一個地方、一個場景或是一個美妙的經歷裡去了？現在，讓你自己和所有來自安全之地的氣味真正建立起連結。

置身於安全之地的感覺如何？是否有風輕輕吹拂著你的臉，和煦的太陽照在你身上？你能感受到腳下的沙子或青草嗎？或許你可以在腦海中想像伸出手去觸摸到什麼東西？一片葉子、一朵花或是一棵樹的樹皮？你是坐著還是在走路？或者躺在沙灘椅上或毯子上？

當你與安全之地建立起連結時，你可以享受當下的寧靜，讓自己盡情徜徉於那片安全之地。仔細留意待在那裡是什麼感覺，你可以在那裡想待多久就待多久……浸潤在大自然、浸潤在靜謐之中，與你運用想像力所打造的美麗建立連結。

為了方便自己重回安全之地，你可以創造一個線索，讓它能夠自動帶你回到安全之地、身心都充滿平和。這個線索，可以是一個提示語，它會提醒你自己現在正置身何處。例如，有些人的安全之地是在海邊，他們可能會選擇「平靜的海洋」；而有些人的安全之地是在山上，他們則可能會用「雄偉的山峰」。

現在，用一瞬間讓這個提示語在腦海中浮現，這個提示詞彙代表著你剛剛為自己打造的安全之地。這個提示語甚至可以不必邏輯通順；只要你自己感覺對就行了。

當你的提示語一浮現在腦海中，就選取一幅有關安全之地的圖像在頭腦中定格，然後在心中重複這個詞彙，並且在腦中展開對這幅畫面的生動想像。

將這個提示語和圖像定格之時，就是在訓練大腦迅速按下重播按鈕。往後當你按下重播鍵，播放這個提示語和圖像後，美好的感覺很快就會到來——自動且迅速。

如此一來，你就能很容易地再聯想到這個美妙的地方，重新升起寧靜的感覺。你可以期待一次次重回安全之地，且會欣喜地發現自己能在腦海中一再地重新回去，無論何時，只要你想，就可以重返那裡尋求慰藉。

在你準備離開安全之地時，也會知道自己可以隨時返回，你可以慢慢地從一數到二十，無需匆忙睜開眼睛。

安全之地：創造一間安全的房間

你想要建立的可能不是一個自然界中的安全之地，而是一間安全的房間。你可以簡單地遵循以下指南[1]（參見作者卡洛琳・戴奇博士在二〇〇七年的著作《反應調節工具箱》）：

現在，你已經藉由「閉上眼睛、轉動眼球」和「正方形呼吸法」得到一種寧靜的感覺，你可以繼續放鬆。運用想像力來幻化出一個特殊的房間，這是一個安全的房間，一個休憩之所，這個房間非常舒適宜人，你可以進去休息。享受與這個圖像建立連結，它可以進一步加深你放鬆的感覺。

環顧一下這個房間，你可以邊看邊做裝飾，如此一來它就會完全符合你的喜好，讓你更歡喜和欣慰。花一些時間，按自己的喜好來裝飾這個房間。你是創造者，是這個虛擬房間的設計師，所以你或許可以從裝修的過程中找到特殊的享受，按自己的好惡，選擇你喜歡的顏色、紋理和家具。

在這個房間裡，你能看到顏色、聽到聲音，體驗到自己喜歡的感覺嗎？環顧一下你的房間……也許現在你想坐在舒適的椅子上或沙發裡，或是躺在床上？你會發現，無論坐著或躺著都能帶來一種特殊的享受……然後能好好休息。如果在這個可愛的房間裡，你感覺到自己在精神上已變輕鬆，你就可以體驗到一種舒緩、舒適的感覺。

能夠擁有一個屬於自己的房間，在那裡休息、作夢，體驗到越來越多的寧靜祥和、遠離日常俗事紛擾，是不是感到很高興？現在，再次回到你的房間裡，你聽到了什麼令人舒服的聲音？是壁爐內燃燒的木頭發出的嗶啵聲響；還是微風拂過窗櫺？是柔和的背景音樂，還是室內噴泉的潺潺水流聲？

花點時間享受一下你的聖殿，這是你的房間，你所創造的安寧舒適之處。同時，也欣賞一下自己頭腦的創造力，僅憑想像，你就可以創造出這種平靜和安寧的感覺。

任何時候，只要你想，都可以心懷期待並重回這個安全之地和庇護所；並且明白，在任何時候，只要你想，這個房間及所有衍生的特質都是屬於你的。

為了方便自己重新回到這個安全的房間，你可以建立一條線索，它會自動把你帶回到這個讓身心都感到平和的地方。想要創造一個能提醒身心回憶起安全房間的提示，可以選擇一個單字或短句，它會提醒你記起這個特殊場所。例如，有些人的安全房間灑滿了燦爛的陽光，他們可能就會選擇「日光浴室」；另外有些人或許會選擇「柔軟的房

1 *Affect Regulation Toolbox.* W. W. Norton & Company,2007.

間」，如果他們的安全房間裡充滿了柔軟裝飾和毯子的話。

現在用一瞬間讓這個單字或短句在腦海中浮現，它象徵著你剛剛為自己建立的安全之地。這個提示語甚至可以不必符合邏輯，只要你自己感覺對就行了。當詞句在腦海中浮現，請在腦中定格一幅有關安全房間的圖像，並在心中重複這個詞句，然後展開對這幅畫面的生動想像。

將這個提示語和圖像定格之時，就是在訓練你的大腦迅速按下重播按鈕。未來當你按下重播鍵，播放這個提示語和圖像後，美好的感覺很快就會到來——自動且迅速。

如此一來，你就會很容易再聯想到這個美妙的地方，重新升起寧靜的感覺。在日常壓力預防活動中，你可以期待著一次又一次重回安全房間，你會欣喜地發現自己可以在腦海中一次次重返此處，無論何時，只要你想就可以。

在你準備離開安全之地時，也會知道自己可以隨時返回，你可以慢慢地從一數到二十，無需匆忙睜開眼睛。

進入你的安全之地

現在，你已經建立了屬於自己的安全之地，不僅能在預防日常壓力時使用，每當你想短暫地休息和放鬆一下，找回與安全之地有關的舒緩感覺和圖像時，你都可以使用它。你可以利用以下的「快捷三步驟」來訪問你的安全之地：

❶ 閉上眼睛，內心重複你的提示語，回憶安全之地的那幅定格圖像。
❷ 讓這個提示把你帶回到安全之地，回憶那些與此地相關的景象、聲音、氣味和感覺。
❸ 當你在安全空間裡放鬆時，關注那些你覺得安全和舒適的感受，保持這種感覺大約五分鐘。在這段時間裡，如果你注意到自己的思想游移不定，就重複提示語，把注意力輕輕帶回與安全之地相關的視覺和感覺上，尤其要注意因其而生的幸福感。

鞏固你的成功

我們對自己說出的單詞都是有能量的。著名的法國藥劑師與心理師埃米爾・庫埃（Émile Coué）早在二十世紀初期就開始施行催眠術。他曾斷言，任何完全占據頭腦的想法都會變成現實。由此，我們得出以下結論：「日常壓力預防練習」與下方的「總結肯定語」，可以強化、提升和認同你在參與這個日常練習時對自己做出的承諾。

✪練習3-2：總結肯定語

沉浸在安全之地帶來的幸福感，並把下方的語句熟讀幾遍。然後閉上眼睛，每個句子重複三次，可以默念，或者大聲讀出來（即使你覺得它們只有一部分是正確的）：

❶我為自己留出時間。

❷我留出時間來照顧自己的需求。

❸我留出時間讓自己放鬆，感受寧靜和包容。
❹我是平衡的。
❺我是有彈性的。
❻我可以體會安寧和平靜。

如果你覺得還有其他肯定語適合自己，可以隨意添加。如果願意，你還可以重複句子、任意陳述三次以上。

在做最後陳述時，你可以深吸氣和深呼氣一次，並對自己說：「我已準備好在這種平靜和安寧的狀態中度過一整天。」

使預防日常壓力成為一種習慣

多年來，我們已經看到日常減壓練習所帶來的驚人好處；因此強烈建議每個高度焦慮的人都開始每天練習。即便你最不想做的事就是拋掉待辦事項列表、關掉電話、關閉電腦來做日常壓力預防，但是投入時間進行自我保健仍然是值得的。

想做對你有好處的某件事，和你真正去做這件事之間有很大的差異。將新程序或實踐動力納入日常生活，意味著改變舊有習慣、創造新的。如果你曾經嘗試過節食，或增加每週例行的體育鍛鍊運動量，你很有可能已經發現這個簡單的事實：**改變習慣是非常困難的**。

為了因應這個挑戰，本章最後一節致力於幫你形成一個新習慣，以使預防日常壓力可以變成日常生活中的一部分，讓它就像早上刷牙一樣，是想都不用想就自動會去做的事情。

每天我們總有理由不讓自己放鬆下來，尤其如果你長期處於焦慮狀態的話。總之，把這個練習變為日常生活的一部分非常重要。以下兩個練習，可以幫你把預防日常壓力練習變成習慣：

- 與內在的「明智家長」（wise parent）建立連結：幫助你與自己內在強大、鼓舞人心的那部分建立聯繫。
- 持續將預防日常壓力可視化：幫助你控制意念的力量（power of intention）。

借助內在的力量

為了克服你可能在日常練習中遇到的任何阻力，與體內我們稱之為「明智家長」的部分建立連結是很有用的。你的「明智家長」就是你的理想家長，它是一個強大、能滋養你，且既堅定又鼓舞人心的你。

這是你成熟的部分，是你強大、富有同情心和善良的自我。它會用溫柔的聲音對你說話，在你需要運用積累的生活智慧時，你總是能找到它。這個「明智家長」可以引導你內心較年輕的部分——更易衝動，且喜歡追求即時的快感——採取符合你最大利益的行動。像任何好家長一樣，「明智家長」用善良、同情和耐心設立明確的期望。

不管你實際上作為一個孩子時從父母那裡得到怎樣的關愛，都可以運用自身這個堅定且富有同情心的部分。這樣做能使你承認所有的慾望、情感和衝動——這些情緒可能會阻礙你進行這項練習，並且在這些情緒存在之下仍然能做你的預防日常壓力練習。

✪練習3-3：借助內在明智家長的力量

要準備練習「明智家長」前，請先花些時間來熟悉下面的腳本。或者，把腳本錄音，或請一個朋友或治療師大聲唸給你聽。一旦你準備開始練習，就先透過「閉上眼睛、轉動眼球」（練習2-3）和幾輪的「正方形呼吸法」（練習2-5），進入一個放鬆的狀態。感到平靜和集中之後，繼續下面的腳本。

你靜靜地坐著，花點時間去接觸內在的明智家長。首先，記起在你安慰一個孩子，或給朋友和同事提建議的時候，你向他們提供了理智的建議、做出良好的判斷，當時你信任自己的直覺，享受與人共享那個成熟、關愛的自己。回憶起當時你在哪裡；和誰在一起；你跟那個人講話的態度。

在你回憶起這段往事並讓它在腦中停駐，扮演一個善良、沉穩和關懷對方的角色時，你的身體有何感覺？注意自己在這次情境中的言行舉止。

專心體會一下，當你向別人提出理性建議、當你在與自己內在的明智家長接觸時，感覺如何？回憶的時候，注意自己的身體感覺。也許你能感覺到自己的脊椎強壯而穩定，你的雙腳牢牢地立足在地上。

現在，把你這種強烈的自我意識帶到現實中來。用你的脊椎感受同樣的力量，在你接近那個善良、博學的內在自我後，把那種平靜且堅定的感覺帶回來。

你的理性自我核心決定了你的健康和福祉。所以，和處於意識最前沿的明智父母一起，輕輕地告訴自己，堅持日常自我安撫訓練是多麼重要。你可能會感覺到來自較年輕部分的阻力：或許是心煩意亂，或許是懶惰和不情願。有時這種阻力很小，容易管理；有時它很難控制、僵硬頑固，需要再多加一些堅定才行。

這是一種溫和、適度但堅定的指導，可以幫助內在頑固的部分明白：這樣做最符合你的利益。

你越是接觸你的明智家長，你的思想、反應和情緒就越容易受到它的影響。你的明智家長越是能頻繁地掌握全局，你就越有可能建構和堅持那些你想融入日常生活的習慣；而這些習慣能減輕焦慮，提升你與伴侶之間的互動，最終改變你的基準壓力程度。

所以，一旦你注意到阻力出現，你感覺到那些年輕、懶惰的或是紀律散漫的部分在發號施令，就靠近內在的明智家長，並對自己堅定和同理地說：「我知道你不想這樣做，但是你必須這樣做，因為這樣對你有好處。」

利用意念的力量

意念的力量是巨大的。當你從「意念的力量」中攫取能量，你就給「眼見為憑」賦予了一種新含義：透過想像和感知自己在做一個動作，便增加了真正去做這一行為的可能性。在以下的練習中，你將使用可視化來幫助自己利用善意的能量，提升預防日常壓力的承諾和熱情。有些人是視覺導向；而另外一些人是行為（或觸覺）導向。在進行下面的可視化練習時，如果你的視覺圖像或生理感覺不像自己想像般的形象生動，也不需要擔心。

至於哪項感官更易於調整，大家情況各異。例如，在要求想像日落時，一個視覺導向的人可能會生動描述沙灘上粉紅色和紫色的日落；而更傾向於行為導向的人，則會描述輕拂他臉頰的涼爽微風和溫暖的日落餘暉。下面的可視化練習包括豐富的視覺和動作細節，所以不管你的特點為何，你都可以獲得強大的體驗。

✪練習3-4：將預防日常壓力可視化

我們建議在晚上睡覺前做這個可視化練習，同時期待第二天會產生的可能性。讓自己熟悉下面的腳本，或請人讀給你聽，或將其錄音。一切就緒後，舒服地躺到床上，準備開始。請記得在做可視化練習時，你不是真的在「做」練習，而是在「想像」它。

舒適地躺在床上後，閉上眼睛，做一些緩慢的呼吸，開始想像自己明天這個時候正在進行預防日常壓力練習。在你腦海中，看到自己坐在所選擇的日常訓練處，無論它是在什麼地方，也許是坐在你最喜歡的椅子上；也許是坐在家裡或辦公室的地板上、沙發上。

現在讓自己開始感覺占領這個空間時有什麼感受。想像一下坐在椅子上、地板上或沙發上是什麼感覺——這把椅子、地板或沙發如何支撐著你的身體。

既然你看到自己已置身該處，接著就在腦海中想像一下自己開始做預防日常壓力練習。你看到自己閉上眼睛，開始轉動眼球，這是一個小小動作，表示開始降低你的基準壓力程度。

接下來時間快轉，看到自己做完了「握緊拳頭」的動作，並準備開始「正方形呼吸法」。看到你的胸部跟著每次呼吸而起伏，感受隨著每一次新鮮空氣灌入，你正在為自己注入新的平靜感。

現在快轉到「沉重的手臂、沉重的腿」和「溫暖腹部、冰涼額頭」這兩個最後的練習。隨著一種寧靜、平和的感覺繼續滲透整個身體，想像一下身體有多舒適，以及採取這個姿勢所產生的變化。多感受一下每天抽出時間創造的這個感覺，這種內心和諧與平靜的感覺，是你應得的。

接著想像，隨著你繼續對安全之地進行可視化和總結肯定，這種平靜的感覺會不斷加深和增強。現在快轉到總結肯定語，感受一下你的成就感。感受這種滿足感和清晰感，同時伴隨著冷靜和放鬆的感覺，這都是你堅持和重視日常壓力預防的成果。想像一下，當你發現這是個非常愉快和自然的體驗，該有多麼喜悅和滿足。

也許，現在你可以期待明天的自己會感覺多美妙；隨著你堅持進行預防日常壓力練習，你會給自己充分時間來平衡神經系統、創造內在的和諧、平靜和放鬆。

現在向自己保證，你明天要抽時間進行舒緩的放鬆。從明天開始，隨著你持續將這些自我安撫的實踐融入日常生活，你可以期待因其而生的種種益處。

總結

學習完本章之後，你已獲得自己所需的降低基準焦慮程度的方法，同時還獲得了能幫你克服所有阻力、建立並維護「預防日常壓力」這個習慣的方法。

古希臘哲學家亞里斯多德（Aristotle）說過：「重複的行為塑造出我們。所以，**卓越不是一種行為，而是一種習慣**。」因此我們鼓勵你建立預防日常壓力的習慣。

就像停止鍛鍊後，肌肉會失去張力和耐力一樣，如果你停止日常減壓，你的基準焦慮程度便會再次向上攀升。所以，請每天一次，按照順序做以下八個簡單的練習：

- 閉上眼睛，轉動眼球（練習2-3）：快速中斷反應。
- 握緊拳頭（練習2-4）：緩解肌肉緊張。
- 正方形呼吸法（練習2-5）：用舒緩平靜的呼吸安撫自己。

- 沉重的手臂、沉重的腿（練習2-6）：創造平靜感。
- 溫暖腹部、冰涼額頭（練習2-7）：增加你的平靜感。
- 快轉到未來（練習2-8）：幫助你期待狀況舒緩。
- 冥想安全之地（練習3-1）：建立一種安全感。
- 總結肯定語（練習3-2）：幫助你提升和認同自己的成功。

透過「預防日常壓力」這個常規練習，你可以汲取和利用自己從來不知道的內部資源。同時，在基準焦慮程度降低以後，你的焦慮將不會成為伴侶關係中的壓力源。相反地，當你繼續灌溉這個內在的幸福源泉，就可以把注意力從可能的焦慮源轉向創造一個與伴侶間更強大、更親密的連結感。本書下面兩部分會提供做到這一點的方法。

Part 2 ★

打造和諧親密關係的完美指南

第4章 了解對方性格——拉近關係的第一步

在第一部分中，你對焦慮症的種種形式已經有所了解，並且也明白它們會對個體造成的傷害。你同時還掌握了一系列可以安撫身心的技巧，並能以此增進抵抗挫折的能力。

然而，焦慮在對你本人造成傷害的同時，也會摧毀你的親密關係。現在，既然你已經能更順利地調節焦慮的程度，你就能開始拓寬治療的範圍，進而包容你和伴侶之間的關係，改變關係的整體態勢。

你或許會認為，如果伴侶真的愛你，他／她就會自發懂得如何回應你的需求，並且隨時準備好在你需要的時候伸出援手。確實，此為人之常情；但遺憾的是，這多半是痴心妄想。**相愛並不意味著能自然而然產生理解**，抑或說，也並不表示就能敏銳地捕捉到對方的需求，並具備給予回應的能力。然而這種想像，在慢性焦慮患者身上尤其常見。

羅蘭是一位典型的焦慮症患者，她意識到自己的焦慮已經對婚姻造成傷害。和其他廣泛性焦慮症患者一樣，她經常飽受預期性焦慮的折磨，終日為可能到來的災難憂愁不已。

其中最讓她憂心忡忡的，莫過於她的獨生女兒安娜。安娜即將要在秋季學期去上學，最近她最大的憂慮在於：該讓安娜上哪所學校才好？當羅蘭的姐姐問羅蘭，她丈夫對此有何想法時，羅蘭只是搖了搖頭。

「勞勃永遠都是老樣子。不管我擔心什麼，他從來都無動於衷。明明很多事情都可能出錯。我聽說，附近的學校裡有一位教師人品粗鄙，萬一安娜不幸分到他班上該怎麼辦呢？如果安娜一開始上學就輸在起跑點上，她或許會從此終身討厭學校。這樣一來，搞不好她一生的教育軌跡都會徹底發生變化。但每當我提及此事，勞勃都會翻白眼，說我是誇大其詞、小題大做。他還說安娜是一個天性快樂、隨和的孩子，無論去哪都不會太差，然後話題就此打住。他對我說的每件事，都不會當真。而我如果試圖再追著他繼續這個話題，他就會很惱火，或是完全不搭理我。」

「曾幾何時，他這位工程師的邏輯思維，本來是我最為之著迷和欣賞的特質之一。他對任何事情都處之淡然，並對一切事物進行邏輯分析。但現在，就是這一點讓我抓狂！對他來說，所有事情都是有邏輯可循。而我所憂慮的每一件事，到了他理性的銅牆鐵壁面前，瞬間就會潰不成軍。」

「這讓我覺得，他根本就不在乎我的想法，或者說根本就不在乎我這個人，我想他甚至從來都不明白我的訴求是什麼。我曾一度以為我的焦慮就是問題本身，但現在我明白了，婚姻也是問題的根源所在。似乎我已經與失婚人士無異，或者至少在我準備和伴侶攜手走進婚姻殿堂之前，這種情形是我不曾預想到的。」

我們遇過不計其數的來訪者，他／她們都和羅蘭一樣，向我們表達了相似的絕望和沮喪。他／她們感到不被愛人所理解，也感受不到來自對方的關愛，這讓他／她們十分痛苦，在我們的治療室中，這類訴求早已經成為非常普遍的現象。

當然，我們都渴望被人理解，尤其是渴望來自愛人的理解。遺憾的是，在穩定的親密關係中，彼此之間因渴望共鳴和支持而掙扎的狀況屢見不鮮。在伴侶其中一方患有焦慮症或者高度焦慮的情況下，這一點尤其明顯。

在本章中，你將能了解到神經科學（neuroscience）對關係的界定，並且可以看到，在一方患有長期焦慮症的情況下，有哪些情形會對伴侶間的親密感造成傷害。你還會對「伴侶為何面對你的焦慮會做出那些反應」有更深入的了解。

但是首先，讓我們先試著對人類的大腦做一點認識。

神經生物學對關係的界定

從神經生物學（neurobiology）的角度來說，你和伴侶之間的僵局完全說得通。如果你充滿焦慮，而對方並沒有，你們其實是各自用大腦不同的區域在做溝通和對話。要想了解這一點，讓我們先來看一下大腦的工作原理。

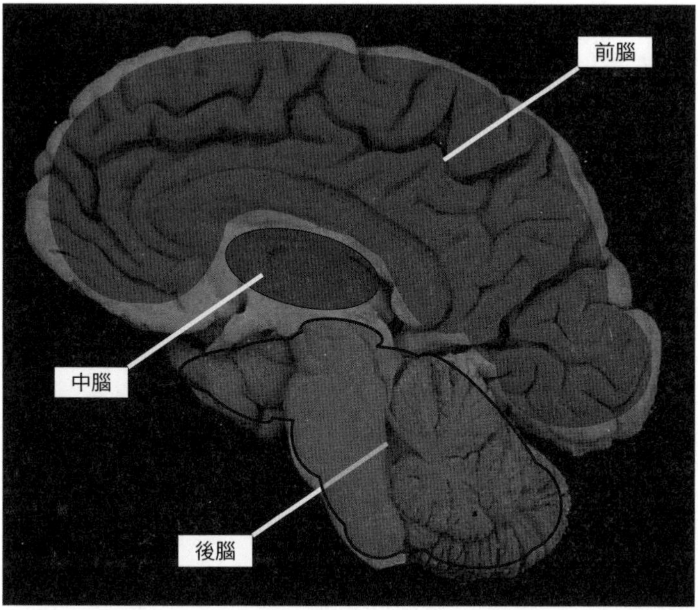

大腦的三個部分

正如身體其他器官一樣，人腦由很多不同的結構組成，每個組成部分都功能各異，卻又相互合作，以確保人腦達到最佳功能（optimal functioning）。儘管人腦中的每個部分都是獨一無二的，但根據它們各自的位置和功能，神經科學家（neuroscientist）還是把它們分成三個不同的「家族」，或者說「部分」。

這三個部分構成了我們所謂的「三腦一體」（triune brain）。對於這說法，各家稱呼迴異，在本書中，我們將其稱為後腦（hindbrain）、中腦（midbrain）

和前腦（forebrain）。

從上圖你可以看到，後腦位於大腦的最底部，靠近大腦和脊柱（spinal column）連接的部位。組成後腦的部分主要負責控制與人類生存息息相關的**生理機能**，例如心率、呼吸和飢餓感等。

中腦，顧名思義，基本上是位於大腦中央的部位，主要負責**情感體驗**。

前腦位於後腦和中腦的上方，是人類進化過程中最新發展起來的部分。高度發達的前腦主要負責進行**理性**和**邏輯思考**。正是歸功於體積如此龐大的前腦，人類才得以進行複雜的思考，並能用書面語言和口頭語言進行溝通與交流。

焦慮和中腦

當你充滿焦慮、心情激動的時候，中腦（負責情感體驗）會活躍起來。與此同時，中腦和前腦（負責理性和邏輯思考）之間的連結就會中斷。於是，你的中腦會全盤接管，它就不允許再與前腦進行合作。

至於你那理性的前腦，通常負責對眼前的情況做出邏輯判斷，並幫你認知到不必盲目慌張；然而此時，它無法再向中腦輸出訊息。由於能幫助你保持平靜的理性已退場，此刻你就淪為了情緒的奴隸。事實上，你的中腦此時已經處於行為異常狀態。

然而同一時間，你的伴侶很可能並不處於焦慮之中。也就是說，對方的中腦和前腦仍然合作良好，他的前腦對你的恐懼做出了邏輯判斷，並且通知他的中腦根本無需恐懼。

於是，在你向伴侶尋求認同支持的時候，他可能會把自己頭腦中形成的邏輯判斷對你全盤托出。然而，此刻你的中腦卻已進入異常，它不再與你的前腦進行溝通，所以你根本就聽不進對方的邏輯分析，你和伴侶其實只是在**各說各話**。

某種程度上，你們是這樣的：你的中腦完全被情緒占領，沒有絲毫邏輯可言；而你伴侶的前腦卻是如常運轉，中腦的情緒可以和前腦的邏輯相結合。由於你們完全不在同一個「頻率」上，當然就無法體驗一場令人滿意的溝通或交流。相反地，你很可能會因為不被理解，而感到空虛寂寞、孤立無援甚至絕望沮喪。你們雙方都會覺得彼此的言語和需求，在這一場溝通中完全消失殆盡。

✪練習4-1：邏輯和情緒的色彩

下面這個視覺練習可以讓你對之前討論的「大腦所產生的溝通障礙」有更進一步了解。你的目標在於了解伴侶以及自身，不作任何評判，而且還要懷著開放、友善和好奇的態度，甚至富有接受力（receptivity），能在了解的基礎上建構一種連結感，在這種關係中，你要尊重、欣賞彼此之間的差異。

把前面的「三腦一體」示意圖放在手邊，這種視覺效果尤其有幫助。正如先前的練習一樣，你可以把下面腳本熟讀幾遍、盡快熟悉內容，然後根據腦海中的記憶將它錄音，在你練習的時候聆聽，或者請一位朋友或治療師為你朗讀。

找個舒適的地方，確保自己在一段時間內不被打擾。然後好好地做幾個緩慢的深呼吸，在你呼氣的時候，腦海中想著「放鬆」。現在，閉上眼睛，繼續進行緩慢的深呼吸，每次呼氣的時候都想著「放鬆」。在你變得更為舒適和放鬆之後，你或許會發現，自己可以更輕鬆地運用想像力去體驗，並且將「三腦一體」的新知識運用其中。

在這個練習中，或許會喚起你一段特殊的回憶，當時你和伴侶正在起衝突，這讓你感到不舒服，你覺得焦慮、恐懼或憂慮。更糟的是，你和伴侶因此彼此疏離，你感到孤立無助，甚至覺得非常悽慘。你會感覺不被理解，因為你的伴侶固執己見，不肯放棄自身的觀點來附和你的體驗。

或許，你還可以再想像一個特殊的場景，那時你們既沒有建立連結，在情緒上也沒有協調一致，你們看似在談話，但卻並沒有進行真正的交流。

在你憶及當時，你身在何處？或許正置身家中，是在臥室？廚房？也或許是車裡？現在，回想一下那次令人不快的衝突，然後讓自己再次陷入當時的情緒之中：你厭煩、氣憤，或許還更加焦慮且深感無助。

回憶你的負面情緒，你的敵意、傷害、分離情緒（disconnect）在蔓延，感覺不被理解、孤立無援。先保持這個畫面定格，沉浸在那股情緒中。現在，再回憶一下你們當時對彼此說的話，可能你無法回想起全部，但也無妨。想一下你們通常會怎麼說話就行了，然後在腦海中定格這個畫面。

現在，回想「三腦一體」示意圖，這樣你就會在腦海中生成大腦的圖像。想像一下，你可以直視伴侶的大腦深處，看到他／她的大腦是怎樣工作的。審視對方的大腦時，想像你能看到那三個不同的部分：位於底部的後腦，位於中間的中腦和處於上方的前腦。

現在，想像你的伴侶在用大腦中邏輯和理性的部分考慮問題。或許，他／她提出的意見或解決方法都是從邏輯出發，是在用邏輯呼應你的焦慮。你能看到伴侶在跟你講話，他／她正運用理性的語言，而這是前腦負責的部分。

現在，既然是前腦這個負責理性的部分在工作，就來看看在大腦中活躍的這部分吧：此時它正閃閃發亮，散發出沉靜的冷色調——藍色。而與此同時，大腦的其他兩個部分卻是黯淡沉寂的。

現在再看看那些話語，它們是從前腦這個理性區域（現在顯示為藍色）發出，是經由伴侶的嘴對你說出來的。現在你自己想一下：「這些是（伴侶名字）的藍色話語，是一種理性的語言。」設想一下，在伴侶對你說出這些藍色區域的話語時，他／她作何感想、體驗如何？

現在讓思緒落回自身。在你的腦海中，想像一下自己的大腦。審視這三個部分：位於底部的後腦，位於中間的中腦和處於上方的前腦。然後再進一步回想，在感到焦慮和分離的時候，你的體驗如何？回憶一下那些焦躁情緒、擔憂和恐懼——你需要伴侶理解你，並給予支持！

在你記起這些想法，感受這些情緒時，想像此時你的中腦正在運轉：紅色的光亮起，變得活躍、充滿情緒。

正如你看到的，自己是用情緒的語言——中腦的紅色語言——在與伴侶對話。試想一下：「這是我的情緒之腦在說話，說的全是紅色、充滿情緒的語言。是我大腦的一部分，也是我目前正在使用的部分。如此一來，就完全解釋得通，為什麼我與伴侶之間無法建立連結，因為他／她正用冷靜的藍色區域裡的前腦在思考，說的都是理性話語。」

想像一下，當這兩組顏色迥異的話語相遇，卻無法融合，你就可以理解，為什麼你和伴侶無法建立連結了。不是因為彼此缺少對對方的關愛，而是因為你們是用大腦不同顏色的不同區域在思考：一冷一熱、一藍一紅，因而無法相互融合。

現在，你自己思忖一下：「並非伴侶對我無動於衷，而是因為紅色無法理解藍色；藍色也無法理解紅色。但是我卻可以學著了解伴侶講話的出發點為何，而那些紅色語言又是如何對他產生影響的。這是建立連結的第一步。」

現在你已經明白，在你有需要的時候，可以自己重複這項視覺練習。所以，盡可能地抽出時間來逐一回憶以前的場景。同時要睜大眼睛，保持清醒和平靜。

腦對腦協調連結

協調（attunement），是指在智力和情緒上都彼此一致，它在關係的每一個發展階段都很重要。作為獨立的對立面，協調包含一種相互關係：有共同的興趣、好奇心，且相互理解。

在嬰幼兒時期，協調首先是透過情緒的非語言交流達成，包括相互凝視、彼此微笑、舒服的觸摸、心滿意足的聲音和笑容。在生命的最初——早在嬰兒學說話之前，我們就學會一套豐富、複雜的表達聯繫語言系統。藉由這套溝通系統，同樣可以表達悲傷和不安。即便隨著年歲漸長，我們擁有了口頭表達能力，「協調」更多時候還是藉由非語言溝通來傳達的。

與含情脈脈的凝視所傳達的溫情和關心相比，或是和一個安慰的觸碰相比，或者和身體姿勢所傳遞的同情相比，彼此投合的雙方，用語言所能表達的太過浮皮潦草，根本無法企及。

如果兩個個體能在這個複雜的語言與非語言的交互中和諧一致，那麼在情緒上就達成了共識。他們就能體驗**「情緒共振」**（emotional resonance）——在情緒上，他們正在哼唱同一個曲調。

這種情緒共振，或者連結（connection），之所以能夠實現，是因為在協調一致的雙方間，他們的中腦、前腦乃至後腦的各個部分都在同步工作。也就是說，如果你和伴侶能夠協調一致的話，在你中腦裡許多基於情緒的中心就會彼此呼應，以同樣的模式運轉。

然而，協調並不表示你們的情緒是完全一致的。舉例來說，如果嬰兒因為悲痛而哇哇大哭，一個具協調的看護也不必心慌意亂、以求和嬰兒保持情緒上的一致。看護可以溫柔且平靜地來到嬰兒身旁，認知到嬰兒對於舒適和支持的需求，並予以滿足。

同樣地，如果你感到緊張，你很可能會向伴侶尋求支持，而對方並不用變得與你一樣緊張，以此來表達對你的支持。一個具協調的伴侶，最為理想的做法，應該是向你傳遞照顧和關懷，以幫你獲得內心的安寧和幸福。

在我們年歲漸長的同時，協調對於我們的關係體驗來說更加至關重要。在戀愛關係中，協調來自於「情感的親密」（emotional intimacy），在這種親密關係中，我們可以在雙方共同的情緒語言中看到流暢與共鳴。

美國腦神經科學家丹尼爾・席格（Daniel Siegel）對人際關係、情緒和自我調節進行了廣泛研究後，對於「協調」他寫道：「在我們覺得被人『感受到』的時候，共振狀態讓人感覺良好，我們不再是孤零零的一個人，而是處於一種連結狀態。這就是情感關係的核心所在，我們能感受到自己在對方的大腦中擁有清晰的影像。」

這種共振連接可以幫助我們鞏固親密關係。當人們在一起分享喜悅時，能獲得一種滿足感；同樣地，在面對艱辛和壓力的時候，如果一個協調的伴侶能夠察覺我們的需求，那也會使我們充滿一種幸福感。其實，在恐懼或緊張的時候，會本能地向別人尋求安慰，是人類的一種基本衝動。

因為與「重要他人」（significant other，如配偶或戀人等）的和諧體驗非常強大，和諧關係破裂就會導致失神和失去感，甚至會讓人感到痛苦。然而在所有的關係中，不管它有多麼牢靠，和諧關係的裂痕都會不可避免地存在，很多時候你們並不能保持同步一致。因此，雙方都能修復裂痕就顯得很重要了，這樣它們一出現，就可以被修復。一旦無法保持協調一致，你就可以立即靈活地修復這種分裂關係，使雙方重建和諧。

和諧關係中的焦慮和破裂

如果你充滿了焦慮情緒，在情感上就會失去靈活性，而靈活性正是恢復和諧關係所必需的。回想一下第二部的開頭，我們的大腦構造決定了它很容易受情緒控制，而不是用理性來約束情緒。

當你因為焦慮而變得不知所措時，負責情緒的中腦就會高度運轉，你便會或多或少接收不到來自前腦的理性分析。你所說的話全都充滿了情緒，無法和伴侶保持一致，因為對方的前腦依然在正常工作。

在你的情緒奔湧而出之時，如果不善用在本書第一部分學到的技能，你就很難重新與前腦建立連結、平復焦慮的情緒，重新和伴侶步調一致，並建立情感連結。

「協調狀態」指的是前腦和中腦的活動狀態中達成一種平衡。這就意味著，中腦需要在其最佳狀態下運轉，這樣你才可以體驗情緒，而不是完全受其所控。當然，在你充滿了焦慮時，情形遠非如此。

再來設想一下，如果你深陷在恐懼與焦慮中無法自拔，你轉向你的伴侶去尋求支持與幫助。不管你的伴侶作何回應，只要中腦和前腦之間的活動無法達成平衡狀態，那麼與協調相生相伴的安全感和幸福感就不會到來。因此，在你的焦慮症發作的時候，即使是最有求必應的伴侶，都無法給予你幸福感。

在連結關係時，如果舒適感缺席，你會很容易就感受到對方「不在場」，你會生氣，進一步放棄，於是之前已然存在的分歧就會越來越嚴重。由於你關注的重心全部集中在自己的想法、身體反應和決策上，進而就加重你的孤立感。

在這些勢不可當的壓力源面前，你會想要放棄也不難理解。這種心靈專注會導致你忽略對方的感受，於是與你所渴望的連結感漸行漸遠。

現在，既然你已經了解第一部分中提到的焦慮調節技巧，就已經具備了彌補裂痕的能力，或許這道裂痕在你們倆之間早已存在。在你充滿焦慮的時候，和諧關係會消失，而在你重新建立「中腦—前腦連結」之後，你就為恢復和諧關係開闢了一條通道。

現在，你可以拓寬自己恢復的要點，讓自己和伴侶之間的互動朝著良性發展。在這個過程中，第一步就是理解伴侶對你的焦慮所做出的應答與反應。一旦你能增進對這些應答與反應的了解，就能更順暢地與對方達成一致，並且改善你們的溝通模式。

理解伴侶對你的焦慮所做的反應

要理解伴侶對你的焦慮所做出的反應，是本書第二部的目的，而最有效的方法就是暫時把注意力從自己身上移開，關照一下對方的內心體驗。

在臨床實驗中，我們發現伴侶的反應通常具有以下一種或三種特徵：**訴求、攻擊和放棄**。儘管每個人都是獨特的個體，但是你仍很可能會在下列的描述中發現伴侶的影子。

訴求：用理性說話

最常見的情況是，面對你的焦慮，伴侶第一個反應就是試圖幫你認知到：你的恐懼毫無邏輯可言。

別忘了，在你充滿焦慮的時候，對方負責邏輯的前腦依然在工作。因此，對方第一個衝動或許就是訴諸理性。他／她通常會認為，如果訴諸理性，你就能振作精神、擺脫焦慮。但正如你所了解的，理性的辯論並不足以平復你的焦慮。

設身處地為你的伴侶考慮一下。設想你們的立場顛倒，你的伴侶焦慮不安，向你尋求支持和幫助，而你不想讓對方痛苦。假設你本身並不情緒化，很可能就會對所面臨的情形做一個理性的分析，並給出自己的建議。雖然你的初衷很好，但這種支持對緩解伴侶的焦慮卻無濟於事。你愛莫能助，因為對方絲毫無法從你出於好意的建議中受益；而且和一個長期焦慮的人一起生活，讓彼此都充滿了挫敗感，這些都是可以理解的。

讓我們繼續換位思考。在你試圖與焦慮不安的伴侶重新建立關係時，這種挫敗感更會加深。確實，重新建立關係顯得特別迫切，因為你的伴侶正飽受痛苦。但是這種嘗試無法實現，因為由於對方情緒太過緊張，他／她的中腦和前腦間的交流已經中斷。結果就是，你無法和焦慮不安的伴侶建立任何一種協調一致的連結感。你感到煢煢孑立、孤立無援。更有甚者，你認為建立連結感所做的一切努力都是徒勞的。

現在，倒轉做回你自己。回想一下，在你焦慮不安、無助沮喪，而你的伴侶卻無法與你建立連結時，你自身不斷湧現出的孤獨感。在那些時刻，你的伴侶或許正在試圖與你建立你渴望的連結。如果這種連結無法建立，你的伴侶就會灰心喪氣，而且同樣會感到孤立無援。所有這些與日俱增的沮喪和失敗，有時就成為轉向攻擊和放棄的導火線。

攻擊：感情用事

由於無法使你平復，也無法重新建立連結，這種挫敗感會使伴侶變得情緒激動。於是他／她的理性可能就會被憤怒、失望甚至是狂暴所取代。在這類形式的反應中，刻薄的言語和攻擊指責是家常便飯。

你的伴侶或許會說，你應該可以自行處理自身的焦慮，你過於依賴別人；或者說他厭倦了要沒完沒了地面對你的焦慮。你或許會感受到，因為自己無能為力的焦慮，伴侶貶低你。

當你的伴侶在攻擊時，你們雙方都不冷靜，也無心提供或接受支持。你們之間的互動很激烈，卻不會促進相互連結。相反地，它會使彼此間的疏離和傷害加深。你們以往和現在的紛爭，或許都會以此為據又進入一波爭執，火上澆油。

放棄：感受失敗和尋求孤立

與攻擊模式形成鮮明對比的是，在放棄模式中**缺乏互動**。你的伴侶會在身體上或者情緒上放棄你，也或者是兩者同時，試圖以此來逃避衝突或你的焦慮情緒。儘管放棄表面上看起來像是暴風雨之後的平靜（尤其是在攻擊之後），但你們在這段關係中體驗到的孤獨感和缺乏連結，都和攻擊狀態中的劇烈衝突一樣，對關係充滿了破壞性。

在放棄狀態下，你或許會感覺到伴侶離你有數光年之遙。即使你們近在咫尺、同處一個屋簷下，你們之間的距離也彷彿遠隔天涯。不管伴侶是因為憤怒而雙唇緊閉、片語不發還是情緒上已經麻木不仁、裝聾作啞，放棄模式都會導致局面僵化。如果你們任由這種氛圍徘徊不去，這股沉默就會像激烈的爭吵一樣，對關係產生破壞和危害。

雖然我們都容易從一種反應模式過渡到下一個模式，但每個人都是獨一無二的個體，因此在面對自己極度焦慮的伴侶時，反應也不盡相同。在對這三種模式有所了解後，你就能更順利地明白伴侶在面對你的焦慮時所做出的種種反應。它可以使你放下自己的內在體驗，從而以一個更為寬廣的視角來審視你們倆之間的嫌隙。有很多種方法可以鞏固你的新視角，幫你審視你經常會在親密關係中感受到的分離感。

想要進一步擁有理解彼此的能力，以下這些日誌練習尤其有效。

✪練習4-2：從對方的觀點看問題

用一本日誌記錄下伴侶的反應，可以幫助理解彼此的分歧，意識到對方是一個與你不同的獨立個體，學會接受分離。雖然伴侶可能與你有著截然不同的行為和反應，但他／她也可能是痛苦的。

諷刺的是，不加判斷地接受與伴侶的分離，卻可能是重建親密關係的第一步。在此練習中你要記錄：

❶你的焦慮影響伴侶的方式
❷伴侶對待你的焦慮的典型反應
❸上述反應中有意義的部分
❹你欣賞伴侶身上的哪些特質

你需要四張紙和一支喜歡的筆，或者如果你慣於使用電腦，那就打開四個新文件或一個擁有四個獨立分頁的新文件。書寫或打字的身體行為可以幫你處理思緒，了解他／她與你僅僅只是思考不同。

此外，在你寫下自己的想法之後，你可以隨時返回閱讀，並有機會產生新的想法和情感距離。請把這些日誌留在手邊，因為在練習6-1中，你會再次翻看它們。

當你備齊了書寫工具後，關掉電話鈴聲，找一個保證自己不會被人打擾的舒適地方。透過四個緩慢的深呼吸（如果你需要簡單回顧，可以見第二章的「呼吸技巧」部分），讓自己集中精力。

在你感到平靜下來之後，在準備的四張紙寫上標題，並如實地寫下你的反應，不要有任何顧慮。

- 第一頁：我的焦慮影響到（你伴侶的名字）的哪幾個方面。
- 第二頁：（你伴侶的名字）對我的焦慮的典型反應。
- 第三頁：從伴侶的角度來看，（你伴侶的名字）對我的焦慮的反應方式是有道理的。面對這些題目時，你可以考慮一下以下性格特質如何幫助解釋這些反應：你伴侶的家庭背景、成長過程、性別、氣質、教育或職業培訓背景。

- 第四頁：我很欣賞（你伴侶的名字）的哪些特點。例如，性格：伴侶的道德、倫理核心（誠實、值得信賴、勤奮等）；行為：伴侶支持你或家庭，讓你的生活變得更容易；其他的迷人特質……。

總結

如果在你們的互動過程中，你關注到伴侶的內心體驗，你的心就會不可避免地柔軟下來。一開始可能會感到有些困難，但是你所獲得的回報將證明付出都是值得的。當你開始理解伴侶的體驗，你就為恢復連結和加深彼此了解鋪平了道路。

在接下來的章節中，你將沿著這條道路走得更遠，學會如何確認對方的情緒以及與伴侶產生共振。

第5章 改善溝通方式——關係逐漸升溫的秘訣

越是會溝通的人，關係就能處得越好。良好的溝通方式包括了**積極傾聽**、**準確理解**和**建設性表達**幾個方面。只要掌握這些溝通技巧，就能讓親密關係迅速升溫！

「這並非世界末日，蜜雪兒！」提姆嗓音尖細，充滿關懷，但又因為緊張而變得有些惱怒。「微波爐沒有任何問題，我們不能在廚房修好了以後，還每天晚上都出去吃。就只是一個管子爆裂而已，你卻給人感覺好像周圍的房子都塌了！我們可以用紙盤吃飯，廚房的水槽也修好了，我跟你說過無數次，廚房即使被淹，也不會有大量細菌感染的風險！」他們廚房水槽下的管道發生破裂已經兩天了，廚房要五天後才能恢復正常使用。但提姆和蜜雪兒開始擔心，他們恐怕會花更長的時間來修復他們之間的裂痕，而且這個裂痕似乎有不斷擴大的趨勢。

「我不明白你怎麼可以那麼麻木不仁！」蜜雪兒眼中泛著淚光：「你知道我有強迫症，還讀過我治療師推薦的那本書。現在你應該知道，如果我對什麼事有所擔心的話，我無法像你一樣輕易將它從腦海中驅逐出去。我覺得周圍都被細菌汙染過了，我無法停止這種想像。維修工人離開時把空汽水罐和快餐食品包裝袋都扔在了廚房裡，這當然會招來螞蟻、蟑螂甚至是老鼠。難道只有我自己關心孩子們是不是會因此而染病嗎？」蜜雪兒開始哭泣。「我已經焦頭爛額、不堪重負了，現在你還要來指責我。我需要你在我這邊給我幫助，你卻站到了我的對立面，像個劊子手。」

「我可不會坐在這裡，假裝認為你所說的有道理，蜜雪兒。」提姆一邊反擊一邊走出房間：「如果想等我同意你的觀點，那恐怕會等很久，因為我根本不同意。」

「你瞧！我現在不得不啟用『暫停法』了。我要去臥室！」語畢蜜雪兒離開了樓下客廳。

如果你患有重度焦慮，你和伴侶很可能會對生活中的種種問題產生截然不同的反應，就像蜜雪兒和提姆面對廚房管道破裂時的反應一樣。

正如我們在第四章中所討論的，這些不同的反應會導致你們的連結感和親密關係產生裂痕。一旦提姆無法認同蜜雪兒的恐懼和觀點，蜜雪兒就會以攻擊的方式予以反應，但這其實就只是在向他傳遞一個訊息：指責他是一個麻木不仁、能力不足的伴侶。

提姆當然也會發起反擊，控訴蜜雪兒才是那個不可理喻的人。你可以看到他在走出房間之前發起最後一次攻擊，並開始進入放棄模式。至此，蜜雪兒認為她自己受到了刺激，因此她開啟暫停法，防止她和伴侶之間的破壞性衝突進一步升級。

儘管提姆可能只是在憤怒之下脫口而出，但他最後的評論卻說出了一個至關重要的真理，而這是蜜雪兒再怎麼減壓也無法改變的部分：他沒有認同她的觀點。

如果你焦慮，而你的伴侶卻並不焦慮時，你們的觀點往往會有分歧。就像蜜雪兒的情況一樣，這種分歧會導致衝突，而且可能會加劇你的焦慮或引發其他強烈情緒，諸如憤怒和傷害等等。

然而，在雙方起衝突時，你該如何與伴侶溝通呢？是否再次落入已習慣但卻具有破壞力的溝通模式，比如攻擊和放棄？除非你允許雙方各抒己見，否則你們倆不同的觀點將成為關係破裂的源頭。

在本章中，你將學會尊重自己的情緒、恐懼和觀點，同時也會在這方面承認且尊重伴侶。獲得這項能力之後，你可以從反應（reacting）轉向有意的回應（intentionally responding），這兩者截然不同。如此一來就可以幫助你們建立連結，同時探索兩人之間的差異。

「反應」與「有意的回應」

反應與有意的回應之間的區別是什麼？在我們看來，反應是輕率的，是向伴侶作出的強烈回應。如果你在被動模式下與伴侶發生衝突，情緒——強烈的情緒——將決定你的行為和言語。如此一來你所表現的就不僅僅是焦慮了。憤怒、沮喪、失望和悲傷，這還只是部分情緒而已，正如你無法約束的焦慮一樣，是具有壓倒性和毀滅性的。因為即使沒有焦慮，這些情緒也可能會導致情緒氾濫。

而這種情緒氾濫將會使中腦高速運轉。就像你充滿焦慮的時候，中腦和邏輯運作的前腦之間的連接就會受到阻礙。你的情緒就像透過擴音器在向外狂轟濫炸，而你對伴侶和當前情況的理性評估卻幾乎連囁嚅之聲都發不出。情緒升級、衝突加劇，你會發現自己捲入了與伴侶之間的混戰，結果就是：要不攻擊；要不放棄。而這都是因為**反應**，不管受到恐懼還是其他情緒推動，都胡作非為、橫衝直撞。讓連結感和夥伴關係再度消失。

另一方面，有意的回應，卻不受放縱的情緒起落控制。在你對伴侶做出有意的回應時，你的大腦情感和認知系統都在場，並且彼此溝通順暢、毫無障礙。

在起衝突的時候，如果你和伴侶都能進入這種情緒和神經平衡的狀態，人際溝通就可以自由流動、運轉自如。因為你可以讓情緒和理性思維指揮你的行動和對伴侶的回應。因此，你和伴侶便可以建立一種連結感，相處和諧，哪怕身處在衝突之中。當你不再被「攻擊」和「放棄」這些不可控的反應所挾持，你便可在精神和情緒上靈活地評估你和對方的不同觀點。

從反應轉向到有意的回應

從反應到有意的回應的第一步，便是中斷你的反應。當你發現自己陷入被動模式時，你可以使用「暫停法」來中斷反應，抑制情緒氾濫。暫停之後，一旦你恢復了平靜，便可以首先回應自己的需求，然後再回應伴侶的。你可以用本章提供的方法，識別在衝突期間未被滿足的需要。

接下來，你將承認那些由衝突引起的脆弱感情，並開始滋養自己，減輕自身痛苦。最後，你會應用到鏡像（mirroring）和確認（validation）這些隨後將提到的溝通技巧，與你的伴侶進行強而有力且有效的互動。

如此一來，就能改變你的衝突體驗。如果你的伴侶也學習了鏡像和確認方法，你們會有更多共同點以利改善。然而，即使你的伴侶並不熟悉這些方法，你們的關係仍然可以從應用這些方法中獲益匪淺。

用暫停法控制衝突

焦慮不僅會帶來恐懼、驚恐和緊張，還會導致你們的關係發生衝突，就像提姆和蜜雪兒的情況一樣。閱讀到此，你已經懂得識別認知、情緒和焦慮的生理指標。也已經可以在這些衝突發生時，熟練地應用暫停法，並藉由這些技巧，回歸到平衡狀態。

現在，你可以開始運用暫停技巧，並藉由與伴侶的互動來緩和你的情緒反應了。

✪練習5-1：當你的情緒被觸發，暫停一下

當你與對方互動時注意到以下這些情緒危險訊號正在加劇時，就是採取暫停法的時候了：

憤怒	不耐煩	不知所措
絕望	不足	驚恐
疲憊	易怒	怨恨

失敗　疏離　悲傷
恐懼　孤獨　羞愧
挫折　緊張

當你完成了暫停法練習，你的前腦和中腦將恢復之前的溝通連結。你可以冷靜地評估那些激發你的情緒，並採取下一個步驟：給自己你需要的情感安慰。下一個練習會教你如何做到這一點。

識別你未被滿足的需求，並滿足它們

不管你與伴侶衝突的細節為何——他說了什麼、還是該說什麼卻沒有說；做了什麼或該做什麼卻沒有做——而你覺得受到傷害或感到憤怒。如果你溯其根源，就會發現其實它源自於你渴望與伴侶建立連結的願望，而這個願望並未得到滿足。衝突中消失的部分正是連結的特質所在：溫柔、注意力、關心和夥伴關係，以及會讓你在痛苦中感覺並不孤獨的安心感。

那些與我們連結最緊密的，正是最有能力傷害到我們的。而我們與伴侶之間的情感聯繫體驗是如此強大，以致在缺乏時會造成深切的痛苦。我們往往無法覺察，正是缺少這種連結感，使得我們用批評（criticism）、防衛（defensiveness）、輕蔑（contempt）、漠視（stonewalling）來做出反應。華盛頓大學心理學名譽教授、美國婚姻研究專家約翰．高特曼（John Gottman）指出，這些行為是親密關係中的「末日四騎士」（Four Horsemen of the Apocalypse）。

既然你知道，伴侶在言語或行為上的激烈反應背後是連結感的缺乏，你就可以識別出導致連結破裂的特定觸發點了。

你會發現，儘管連結感明顯缺乏、即使渴求的需要並沒有隨時從伴侶那裡得到滿足，但透過下面的練習，你會沒事的。這是一種賦權（empowering）。在現實中，沒有人能時時刻刻滿足你所有的需要。

這種領悟可以帶來一個好消息：你可以完全不用依靠別人來完成自我安撫和確認。你可以把自我疼惜（self-compassion）、自我安撫（self-soothing）和自我覺察當成禮物送給自己。在任何良好的關係中，來自伴侶的關心都是一個關鍵的成分，但自我關愛也是必不可少。你可以為自己提供一些渴望的安慰、關心和情感支持。

✪練習5-2：識別並滿足你的情感需求

在此練習中，你要首先確認自己的情感需求，然後學習在必要時用接納、同理和自我覺察的態度來滿足這些需要。當你運用本書的減壓方法讓自己冷靜下來以後，在結束整個暫停法之前，可以採取以下步驟：

❶記得在你們上次互動時，伴侶做了什麼或說了什麼，以致觸發你的反應。

❷把你的注意力從衝突本身轉移到它激起的情緒上。你可以參考前面練習所列舉的情緒觸發點，幫助你識別出現的情緒。

❸既然已經確認了你的情緒，去反思、覺察伴侶沒能滿足你的潛在需要或渴望。你可以使用下面的列表來刺激思考。

安慰	感覺被需要	感覺有價值
陪伴	感覺受尊敬	感覺值得

感覺有吸引力　感覺卸下負擔　親密關係
感覺想要　感覺被理解　安全
感覺聽到　感覺很重要　支持

❹現在，你已經確認了在互動中沒有得到滿足的需求，花點時間給自己的渴望提供特殊支持。為此，就要接觸你在練習3-3中學到的「自我內在的明智家長」。與自身的明智家長接觸，回想那些你照顧和關心別人的時刻。明智家長是你內在強大的、給予滋養的部分——它寬容、關懷、給予支持，而不是評判、羞辱或指責。現在想像一下，把你向別人表達出的照顧和關心，以同樣的方式用來關愛自己。

❺想一句你想從伴侶那裡聽到的話：在你痛苦時，渴望有充滿關心和愛意的回應——你想要但沒有得到的。如果你願意，可以拿筆和紙，把這句話寫下來。

❻現在想像一下，你內在脆弱的部分就站在你面前。而你的明智家長用充滿愛意、堅定的聲音，靜靜地重複著你渴望聽到的那句話。

❼交叉雙臂、擁抱自己，讓明智家長安慰你感到脆弱和有需要的那部分。只要你願

意，就可以給自己安慰。

❽在你給予自己足夠的安慰和確認之後，深吸一口氣，把拇指和食指圈在一起做一個「OK」手勢，對自己說：「我很好。」透過這麼做，你就建立了一個提示，可以自動再次觸發來自明智家長的安慰和支持。而且你會明白，在你與伴侶互動的任何時候，你都可以把拇指和食指圈在一起，用此提示來提醒自己，你很好。因為你很好，所以可以控制自己的反應。透過這個方式你就能夠總是給予自己想要的關心、舒適和自我支持。

❾現在，結束暫停法，但你的自我關愛無需停止。你已經擁有大量的自我關愛方法可供使用，你現在可以從暫停法中折返，並開始檢查你與伴侶的關係了。

與伴侶開始對話

現在你已經冷靜下來，也進行了自我確認，你處在一個和伴侶交流的最佳精神狀態。你的基準壓力程度已經返回到安全的綠色區域，你的情緒有更為堅固的基礎，可以做出有意的回應，而非只能在談話中被動反應。由於你已經為自己提供了一些想從對方身上尋求的理解和安慰，在與伴侶討論這種需求的時候，就不太會再次情緒失控，因為你將學會下一步該如何進行。

現在你得以接近對方，也就有了機會修復任何發生在暫停之前的裂痕。修復過程中的第一步，就是詢問伴侶現在是否方便交談。與你不同的是，你的伴侶未必剛經歷過暫停法的自我安撫，所以當恢復對話時，你要確保對方處於一個開放的、容易響應的心境中。

如果你的伴侶不覺得這是個夠好的討論時間，就在接下來的二十四小時內另外做出決定，然後坐在一起繼續互動。對話重啟時，確保雙方都心態平靜，你們都沒有太緊張、疲勞或精力分散，不會出現無法把注意力集中在對方身上的情況，這一點很重要。

✪練習5-3：建設性地表達需求

當你和伴侶確實覺得現在可以很順利地進行談話時，按照以下三個步驟展開對話吧：

❶從正面情緒入手，陳述對方身上你所欣賞的優點。

❷ 分享你認為痛苦的感覺，而這種痛苦是由對方的某個行為引起的，以及由這種行為所產生的更深層的脆弱感。你可使用以下策略進行建設性交流：

a. 在語句中使用「我」：使用代詞「我」表達你的感受和體驗。「你那樣說，讓我覺得很孤獨。」、「你不肯花更多時間討論我的問題，而且轉身坐回電腦前，我覺得我們倆非常疏遠，原來我對你如此不重要。」或者「當你說我反應過度時，我覺得很羞愧。你一說，我就恨不得立刻消失在你眼前。」

b. 關注自己的感受，不要對伴侶的想法或意圖做出假設。比如，「我知道你覺得我反應過度。」或者「我知道你認為我這是強迫症。」相反地，堅持你的感覺，如「當事情發生時，我想讓你知道我有多害怕。」

c. 語句簡短、親切。如果是簡潔的交流，對話的效果會更好。如果你只說了兩、三個句子，伴侶更有可能接收到你的訊息；若訊息過多，會讓你的伴侶很難理解並且記不住你所說的話。

❸ 要求對方對你剛剛分享的想法做出回饋和反應，你可以這樣說：「我想聽聽你對我剛才的想法有什麼回饋或回應。」在聽到伴侶的反應之後，接著使用鏡像和確

認方法。在與伴侶談話的整個過程中，都要記住你是在使用新的對話技能，而這些，你的伴侶可能都沒有。不管怎樣，你會很高興地發現，在你運用有效的溝通技巧之後，互動的基調會產生很大的變化。

發展積極傾聽技巧：鏡像法

婚姻治療專家哈維爾・亨德瑞克斯博士和海倫・亨特（Helen Hunt）說過，愛情的首要條件是**傾聽**。遺憾的是，我們大多數人都還沒有培養出好的傾聽技巧。我們太沉迷於自己的想法、感情和反應，所以無法準確地聽到伴侶在說什麼，我們常常過分關注自己，因而無法真正傾聽對方。在這種情況發生時，我們就陷入了溝通不良的「3 i」中：注意力不集中（inattention）、打斷（interrupting）、插話（interjecting）。

注意力不集中

在聽另一個人講話時，人們很自然會被頭腦中的連續評論分散注意力。在伴侶說話的時候，你可能會發現自己正在思考接下來要說什麼，或者思考對方說的話。當你忙於給對方的觀點做出評價和判斷時，將不利於建立連結，也不利於促進雙方之間的相互了解。當你傾聽自己內在的連續評論時，你便聽不到對方在說什麼。或者你可能會聽到某部分，但卻錯過另外那些重要的事。

注意力不集中往往會導致誤解。更糟的是，你可能經常對這些誤解做出反應，你會對伴侶所說的話做出自以為是的解讀，而不加以確認，也不去確保自己的解讀是正確的。

打斷和插話

打斷和插話通常是一起出現的。不論你是否等到對方說完，還是在說話的途中就插話，你通常都只是直接插入了自己的思想、情緒和意見。

如果你打斷了伴侶，就表示你沒給他／她完全傾訴的時間和空間，這與開放和接納的目標是相悖的。不管你是忙於下結論、曲解對方的話、轉換話題或試圖重複你自以為對方所表達的觀點，你都沒有重視和考慮到對方的意見。

當你以這種方式對話，你所尋求的「在對話中建立連結感」的願望可能就會被摧毀殆盡。

有時伴侶在說話的時候，你可能覺得沒有機會表達自己的意見，因而感到焦慮。這種感覺大家都會有，特別是在你第一次開始練習鏡像技巧的時候。

產生這種擔心時，請你知道：**你也會有說話的機會**。「向伴侶表達自己的反應」和積極傾聽他／她的觀點一樣重要。但如果你跳過傾聽階段，直接思考和表達自己的反應，你就是在拒絕讓對方獲得你同樣渴望的「被人傾聽」的體驗。

✪練習5-4：鏡像練習

在溝通過程中有兩個重要的組成部分，它們可以給你的伴侶提供一個機會，使他／她能夠說出自己想說的話，並且予以檢查來確保你明白對方在說什麼。

這些都是在鏡像練習中完成的。你要仔細聆聽伴侶說的話，然後透過重新敘述你認為對方說了些什麼，藉以對此進行「反思」。最後，你檢查一下，確認自己「猜得都對」，給對方一個機會可以澄清任何你可能沒注意到的訊息，並且確認那些你理解正確的部分。

如果你忽略了以下三個基本步驟，產生誤解的可能性就會增加，情緒反應也會增強，並重新燃起衝突。學習和運用以下三步驟的鏡像練習是一個簡單、具體的方式，可以避免你們陷入溝通不良的「3i」。

首先是第一步：**聆聽伴侶**。

當伴侶在說話的時候，請不要思考以下問題，以免分散注意力：❶你要如何回應？❷伴侶哪裡說得不對；❸你的意見如何正確。

相反地，你應培養一種好奇的態度：❶歡迎伴侶與你分享；❷對伴侶在觀點中所表達出的新穎和獨到之處表示欣賞，就像你喜歡探索新奇的外國文化一樣；❸如果注意到你的壓力在上升，做幾次深呼吸或者做幾次正方形呼吸法，然後再繼續傾聽。做一些平靜的呼吸訓練，可以幫助你保持開放的心態和培養好奇心。

如果你認為伴侶所說的全與事實不符，認真地把你所有的注意力都先放在理解伴侶說的內容上，這會令人沮喪。但記住，糾正事實不是我們的目標。我們的目標是在伴侶試圖和你溝通交流的時候，向他／她表達關注，並準確地聆聽。

接著進入第二步：**反思**。

在你的伴侶結束說話之後，你可以這樣做出回應：「讓我們看一下，我對你剛才所說的理解得對不對。你說……」盡可能一字不差地重複對方剛才說過的話。你可能不是複述得盡善盡美，但要試著表達出剛才聽到的要點。透過平靜地、溫柔地反思伴侶所說的話，你就傳達了自己正在認真聆聽的訊息。

然後是第三步：**檢查內容**。

在你認為複述完伴侶所說的內容以後，詢問一下：「我理解得對嗎？」

良好的溝通並非證明誰對誰錯，而是在於**真正努力彼此聆聽**。這個鏡像練習正是向你的伴侶傳達出你正在做出這種努力：你仔細傾聽他／她在說什麼，並且想去理解他／她，哪怕你並不同意他／她的觀點。

一旦你這樣做，就準備好進行下一步建設性的交流了：確認對方的觀點和體驗。

確認伴侶的觀點

希望伴侶總是與自己保持意見一致；看待世界的觀點相同；分享你的觀點、感情和信念，這是人之常情。但這是不可能的。

每個人都是獨特的個體，這使得關係充滿了多樣性和興奮感，但這也是紛爭、沮喪和疏離的起因。你們有時會不可避免地起爭執，甚至難以理解彼此之間的差異。

若能在溝通後確認對方的觀點，你會承認從他／她的立場來看，他／她的想法和感受都有道理。這並不意味著你一定要同意對方的觀點，但你可以從對方的角度來看問題，並且加以確認。對你和伴侶所持的不同觀點，你都要給予同樣的尊重。

美國心理學家艾倫．弗魯澤蒂（Alan Fruzzetti）認為，你要確認自己向伴侶傳達了理解和接受。透過確認伴侶的觀點，你要對於與你不同的觀點表達認同和尊重。

掌握這個「確認法」的關鍵是**接受現實**，你可以藉此確認另一個人的想法和感受，哪怕你的意見與對方截然不同。這就是為什麼確認伴侶的觀點可能是一個挑戰。認知到伴侶擁有與你非常不同的意見、反應、情緒和興趣，可能會讓你產生焦慮。你可能會害怕，害怕這意味著你錯了（其實你知道你沒有）；或者害怕你們兩個不可能在一起。

事實正好相反，為了你們的關係，你們都需要接納以下觀點：你們都是獨一無二、獨立的個體，需要給予彼此充分的空間來表達自己的個性。「確認法」承認兩種對立觀點可以共存，即一方不必否定另一方。而這也就提供了方法來尊重這種重要的分離感。

要實施確認法可能會特別困難，因為既然你患有焦慮，你很可能會感到身心俱疲。你可能只是想從伴侶那裡獲得安慰，所以覺得自己無法為他／她做什麼確認。然而，聆聽和確認這些行為可以確實減輕你的焦慮，進而把注意力轉向自身之外，這其實是掌握焦慮很重要的一步。

愉快的是，同一時間它還會使你們的關係產生奇蹟。

✪練習5-5：確認法

確認法的機制很簡單：

❶在總結完伴侶的陳述，並且已經經過對方的檢查之後（鏡像的最後一步），透過以下陳述完成確認：「你認為、感覺或者體驗的……（重申你伴侶表達的觀點），很有道理。」、「這是有道理的，因為從你的角度來看……（陳述一下你支持伴侶說法的論證）。」

這可以讓你的伴侶知道，從他／她的思維方式、過去的經驗、氣質和焦慮程度等來看，他／她的觀點是有道理的。這樣做等於是承認並確認了他／她的感情和思想，而且你無需聲稱同意對方的觀點。

你的確認是送給雙方一份意義深遠的禮物。感到被人理解是一種舒服的感覺，可以減少憤怒、防止衝突升級。此外，隨著你做出確認，你也為渴望從他／她那裡收到回報做出了行為示範。

❷ 為那些你可能有意或者無心做過的、給伴侶造成傷害的事情負責：「鑒於我……（列出那些擾亂了伴侶情緒的行動或言語），你的情緒是有道理的。」為了能夠在任何關係中都減少衝突，**為自己的行為負責**是一項至關重要的技巧。

使用「迷你暫停」來提升你的互動

即使你擅長鏡像和確認，仍然很容易被激怒，尤其是在伴侶沒有做出你想要的回應時。如果你覺得那些熟悉的反應性（reactivity）正蠢蠢欲動，而自己的壓力程度也在上升，你要察覺到自己正處於「遠離內在平靜的危險」之中，而只有平靜的內在能夠讓你與伴侶之間有最佳溝通和互動。

當然，你總是可以採取一個正式的暫停措施，只要告訴伴侶你需要這樣做。但也有些時候，你只要運用一個快速放鬆技巧或者練習5-2中的「OK」訊號——一個「迷你暫停」，就可以使壓力迅速回到綠色安全區域。

當你在與伴侶互動時，你可以如前所述，採取「閉上眼睛、轉動眼球」（練習2-3）和「正方形呼吸法」（練習2-5）等。而在對話停頓、輪到你做出回應的時候，「閉上眼睛、轉動眼球」的動作再合適不過了。它可以在繼續談話之前，快速重啟你的神經系統。

當然，在伴侶說話的途中你不能這麼做，否則可能會被誤解為敷衍塞責的姿態。在你無法中斷目光接觸的時候，可以悄悄地運用正方形呼吸法，如此便不會把注意力從伴侶說的話上轉移開。透過這種方式，你可以調整神經系統，並同時保持與伴侶的互動。

透過「閉上眼睛、轉動眼球」和「正方形呼吸法」，你可以保持有效、不反應的交流，非但不會偏離正軌，還能充分調節基準焦慮程度，這樣你就不必非得正式啟用「暫停法」。運用這些迷你暫停可以創造奇蹟，幫助減輕情緒反應並提升有意的回應。

總結

所有的夫妻都曾經衝突。如果你的感情正常穩定，就會明白這是一個眾所周知的事實。從這個意義上來說，衝突的存在不是問題，問題在於你處理衝突的方式——它可以成就或者毀掉一段關係。

調和矛盾衝突可以增強信任、增進伴侶關係和親密感；衝突則會拆除你和伴侶曾經共享的所有信任和親密聯繫。上述提供的方法，可以幫助你在有意回應的狀態下協調衝突，從而使結果大不相同。

透過暫停，你可以識別自己的需要、進行自我確認，平息那些會加速衝突的強烈情緒。當你在這種平靜、有意的回應狀態下和伴侶重新開始交流，你們就不太會彼此激怒，從而不必一次又一次被情緒淹沒，失去和諧的連結。

建設性地表達你的需要、對伴侶的體驗進行鏡像和確認，並使用快速自我安撫技巧促進有意的對話，你和伴侶的互動便會沿著一條順暢的道路持續向前發展。

第6章　學會相互理解——建立穩定關係的核心

第五章裡蜜雪兒和提姆由於廚房的水管爆裂而引發衝突，說明他們面對日常情況表現出截然不同的反應，很可能你和不焦慮的伴侶也是這樣的相處模式。現在，你已經學會透過日常放鬆療法和暫停法減緩焦慮，你有更多的辦法可以控制自己的焦慮。

然而，你和伴侶對待事件的不同反應，有時仍會持續導致你們的連結感和親密關係產生裂痕。在這種情況下，對伴侶的同情心、同理心和愛意都會在盛怒之下消失殆盡。

當你和伴侶陷入衝突，對某個特定情形都各持己見時，如果對方非常明確地拒絕屈服於你的觀點，你很容易會感到難過、憤怒、痛苦、悲傷、沮喪和疏離感，所有這些在衝突中出現的「不愉快」情緒，隨著時間流逝，將愈演愈烈。

在關係破裂期間，你要學會恢復那些顯然已經消失的感覺：同情心、同理心和愛意，這一點至關重要，儘管它做起來很難。這些感覺是連結感的核心；而連結感又是一個健康關係的本質。

因此，哪怕在起衝突時，也要堅持**相互尊重和關懷**，這點至關重要。在本章，你將透過練習學到如何完成這些事，在你難過的時候，它們可以幫你培養和表達對伴侶的同情心和同理心。

連結的力量

親密關係是與生俱來的天賦。事實上，神經科學研究顯示，在一個人注視著戀人的照片時，大腦的某些區域會以一種獨特的模式發亮。這種獨特的大腦活動（非常心滿意足）可以解釋為什麼人類的大腦會形成和保持浪漫關係。

之所以會產生這種滿足感是源於兩種激素的釋放，即催產素（oxytocin）和血管加壓素（vasopressin），這兩種激素會對大腦維持浪漫關係的獨特活動模式起作用。催產素和血管加壓素可以促使你與所愛的人生成一種強烈的情感，還能產生一種舒適感和安全感。

具體來說，催產素的分泌也與減少恐懼和焦慮有關。在某些情況下，它甚至可以幫助抑制大腦的壓力激素，例如影響皮質醇的分泌。因此，有意識地與伴侶保持充滿愛意的思想感情交流，有一舉兩得的作用——既能激發自己追求浪漫關係的天性，又能減少焦慮。

在以下練習中，你會學到如何隨心所欲地激發愛與同情。就像你在第三章中學到如何幫自己創造一個提示以重回安全之地，你將學習如何建立一個提示來激發負責獨特浪漫聯繫的大腦迴路，以便在你與伴侶發生衝突時，引發自身的同情心和愛意。

✪練習6-1：活化愛、關懷和連結的情感

在練習4-2中，你已經寫下了伴侶身上你所欣賞的特質和行為。在這個練習中，需要你閱讀幾次以前的日誌，如果還有任何你能想到、額外的、積極或討人喜歡的特質，請繼續將它們添加到你的列表中。

接下來，把下面的腳本錄音，或者請一個朋友大聲唸給你聽。在你完成這些準備工作之後，找一個安靜、舒適的地方，確保自己不會被打擾。然後「閉上眼睛、轉動眼球」（練習2-3）；執行「正方形呼吸法」（練習2-5），為下面的可視化練習奠定基礎。

現在你已經安靜下來，而且很放鬆了。花一些時間來享受一下你最為欣賞的伴侶特質——那些對你來說無比珍貴的獨特個人魅力，想想那些特質和行為，那些你所欽佩，甚至覺得美妙的部分。在你回想起這些性格特質的每個方面時，都在腦海中幻化一下伴侶的形象。也許它還只是一個圖像，一幅你最喜歡的圖片；也或許看起來更像是一個電影片段，無論如何，都會帶給你溫暖、關心和心滿意足的感覺，正如你看到伴侶正積極展現出你最喜歡的特點。

不管你把伴侶的形象幻化成你所需要的何種形式，請注意出現在體內的任何感覺。你感到輕鬆了嗎？你感覺手上或是胃裡的暖意了嗎？也許你會注意到在自己臉上有一絲輕微的笑意。如果沒有微笑，也許你可以笑一下，讓你的嘴角緩緩上揚，彎成一個弧度——正如你在欣賞愛人身上所有可愛特質時那樣——每次呼氣，都讓嘴唇自然地發出微笑。

為了使你更容易產生現在這種強有力、溫暖和關愛的感覺，你可以創造一個提示，幫助自動生成這些感覺。建立一個線索，可以讓你從身心激發愛的感受：舉起你的右手放到胸部，輕輕地把掌心貼在心臟部位。在你把掌心貼到心臟時，體會那種微妙、沉穩的溫暖感覺從你的心裡散發出來，又在手心中聚攏。當你覺得溫暖都聚攏在手心之後，在腦海中喚起伴侶的形象，一種能夠引發你欣賞的所有特質的形象。保持這個畫面一、兩分鐘，把手放到心上，享受這種心情帶來的平靜與滿足感。

透過把手放在心上的感覺、浮現的美好形象，以及隨之而來對伴侶的關心和同情心，你就是在訓練大腦快速按下重播鍵，這會使良好的感覺很快就能自動重現。

體會掌心的感覺，作為你的線索，它可以讓你很容易就能引發這些舒緩、平靜，且充滿關心、同情和尊重的愛的感受。如果你知道在任何想要的時候都能體驗這種同情的感覺，不管對方做了什麼或者沒做什麼，你都可以感到釋然——把你的右手放到心臟，汲取這種溫暖舒緩的感覺吧！當你覺得準備好結束這個練習的時候，慢慢地從一數到二十，不用著急睜開眼睛。

允許反對情緒

「在我跟提姆生氣的時候，他可能是法國皇帝拿破崙（Napoleon），也可能是《小氣財神》[2]裡的吝嗇鬼史古基。」在廚房維修進行到第五天的時候，蜜雪兒跟她的同事說：「我可以給他安上任何惡棍的名號，就看他做了什麼讓我傷心的事。我看到的都是負面的，我感受到的全是憤怒或傷害。每當那時候，似乎我愛他的所有理由、我喜歡和他在一起的所有原因，都在一瞬間消失不見了。我只看到他身上滿是令我不滿的特質。我感覺自己被丈夫拋棄，已經得不到他的一點點愛和關懷了。」

當你只看到伴侶身上的消極面時，你就忽略了全局。同時也會陷入一種被動反應，而不是回應的狀態，從而使你們之間的衝突進一步升級。當然，衝突升級本就會加重你的焦慮。

下面的練習會幫你接納伴侶的全貌——在伴侶做出回應時，所體驗到的消極和積極情感。無論你與誰接觸，這種消極和積極的感受都是不可避免的；這個練習也給了你一個機會去接納這兩種情緒。你幾乎能夠同時見證這兩種感覺，透過這個方式，你可以認可那些負面情緒而不必迷失其中。

✪練習6-2：同時感受兩種感覺

為了準備這個練習，你要先熟悉以下腳本，可以將其錄音，或者請一個朋友或治療師讀給你聽。找到一個安靜的地方，保證自己不會被打擾，然後開始。

讓我們先從消極的想法和感受開始。現在花點時間去思考你的伴侶，回憶一個特定的時間段，也就是你和伴侶發生衝突的時候，讓所有的傷害、孤獨和失望情緒都浮現上來。

注意任何與這些感受相伴而生的想法，例如，他／她對我不再有耐心了；他／她可能想離開我；我對他／她這麼好，他／她怎能對我那麼冷漠？他／她怎麼能這麼滿不在乎、漠然健忘？他／她為什麼那麼自私和冷漠？我告訴過他／她一千次關於我的焦慮，

2 *Christmas Carol*，英國文豪查爾斯·狄更斯（Charles Dickens）著。

一起生活了這麼久，他／她為何還不能理解我！

現在，抓住這些讓人心煩意亂的情緒和想法，像它們平時爆發的強度一樣。在這麼想的時候，張開你的左手。想像一下，你把所有的負面情緒都放到左手上，想像所有一切消極情緒都從你的頭腦流到了你的左手。接著合攏手指、握緊拳頭，把所有負面情緒密封在你的拳中。

現在，你的左手仍然握著這些負面情緒，但請有意地將注意力轉移到關於伴侶的正面想法和感受——深呼吸幾次——每次呼氣都讓自己更平靜一點。

花點時間慢慢地把右手放到心臟上，張開手掌放在胸口，就在心臟跳動的上方，創造一個很容易想起伴侶那些惹人喜愛特質的窗口，你在對方身上體會到的所有關懷、溫暖和愛的感覺。讓那些溫暖、溫柔的感覺和隨之出現的情緒以它們固有的強度一起湧現出來。接著，想像所有的良好情緒從心臟直接流入你攤開的右手手心。感覺它們在手心聚攏之後，保持這種感覺，把手握成拳。

現在，你的右手裡緊握著所有美好的感覺；而所有的負面情緒則緊握在左手心。請慢慢地把雙手放在一起，十指相扣、掌心相觸，讓所有的好情緒和壞情緒並存，在這個小小的方寸之地感受兩種並存的情緒。注意，任何一種感覺都不會消解掉另一個。

或許，不管是關係中困難的部分也好，美好的部分也罷，都是相處習題裡理所當然的存在，而你現在對這一切都能接受了。並且你也能承認在某一時刻，無論你對伴侶的負面情緒如何鋪天蓋地，實際上，你不只懷抱著這一種感覺，也還可以同時擁有積極的情感。

在你覺得準備好結束這個練習時，慢慢地從一數到二十，不必著急睜開眼睛。

學會同理心

在練習5-4和5-5中，透過鏡像和確認，你已學會如何尊重伴侶與你不同的觀點。現在，你可以透過提升對伴侶情緒的同理心而增強自己處理衝突的能力。

「同理心」是**認同他人感受的能力**，有同理心的人能設身處地體驗他人的情緒。雖然你永遠無法真正對另一個人感同身受，但你能多少在情緒上介入另一個人的體驗。在產生同理心時，你就在對方的情緒世界中獲得一席之地，並向伴侶傳達了這種理解。

婚姻治療專家哈維爾．亨德瑞克斯博士和海倫．亨特在他們的著作《夫妻伴侶》[3]中提到：「在許多方面，同理心就像由不同琴絃合奏出的音樂。它用共通的情感把我們聚在一起，但又讓我們保持自我獨立。」

正如「確認法」一樣，同理心不需要你們分享相同的感覺，甚至認同你伴侶的做事方式。這並不是說你要放棄自己的感受或觀點，相反地，你只是讓自己在很短的時間內，在情緒上接納對方的體驗。

更重要的是，正如你所學到的，當你體會到同理心時，你的身體會分泌更多的催產素和血管加壓素，提升舒服度和安全感，減少焦慮。在你們的關係中，同理心的程度會對你與伴侶的連結感和善意的程度產生很大影響，也影響著你整體的幸福感。

事實上，培養同理心是顯示、表達和鞏固連結感最有力的方法之一。正如亨德瑞克斯和亨特斷言的：「接納，而非抵制伴侶的體驗，是與愛人建立深切連結的關鍵。」

要到達同理心狀態，說起來容易、做起來難，尤其是在你緊張的時候，或者在與伴侶發生衝突的時候。舉例來說，還記得蜜雪兒和提姆因為廚房維修發生衝突的事情嗎？蜜雪兒認為因為廚房維修，他們需要出去吃；但提姆卻覺得並沒有這個必要。提姆很憤怒，因為他認為蜜雪兒堅持做無謂的開銷，並且不可理喻；另一方面，蜜雪兒則認為在廚房維修期間做飯很可能會導致食物被汙染，這是讓她高度焦慮的原因。她因此認為外出用餐是一個必要開銷，而非無謂的浪費。

提姆既不理解也不默許她的需要，這讓蜜雪兒很難過，而且更加焦慮，最終無法停歇。雖然這場爭執的起因來自於雙方觀點各異，但是蜜雪兒和提姆缺少對彼此的同理心，更讓關係陷入嚴重的僵局，並且使連結感產生了裂痕。

✪練習6-3：讓你的心變柔軟

這個練習要透過軟化你對待伴侶的心，從而幫你產生同理心。

由於人們在孩子面前，總是比面對成年人時更容易心軟，所以你可以藉由想像你的伴侶還是一個孩子的時候，他／她所需要的愛、理解和支持，從而對其產生同情心和同

3 *The Couples Companion*.Atria Books,1995.

理心。

現在，作為一個理智而冷靜的成年人，你能夠給予孩提時代的伴侶所需的滋養，你會安慰和支持那個孩子。為了使這個練習更加有用，我們建議你使用伴侶與你分享過的他／她的童年回憶。

你可以給這個腳本錄音，或者請一個朋友或治療師讀給你聽。然後找一個安靜的空間，在你開始之前，先做一次「閉上眼睛、轉動眼球」的練習（練習2-3）和「正方形呼吸法」（練習2-5），讓自己放鬆下來。

當你感到輕鬆了，想像一下還是孩子的伴侶——七歲或者更小。花一些時間來回想伴侶小時候的形象……你可能看過他／她小時候的照片；聽他／她講過小時候的故事，這些都有助於發揮想像力。你是在哪裡看到這個孩子？在家裡、在廚房、在後院還是在學校？這個孩子穿什麼衣服？他／她的姿勢和臉部表情傳達出什麼訊息？

一旦你找到感覺，就把那個形象在你腦海裡固定下來。想像一下這個孩子是什麼樣子：他／她受到了怎樣的傷害；這孩子需要什麼，但是在家庭中從沒有得到過？

在回憶起這些之後，也許你甚至可以想像，作為一個成年人，你可以怎樣幫助這個孩子。當你的伴侶是如此年輕、瘦小、脆弱，而你又在場，如果你是這個孩子的父母，會怎麼做？

現在，拉起這個孩子的手，一起前往你的安全之地，這是你每天練習日常壓力預防的地方，它給過你莫大的安慰，而現在，它可以成為你們倆的避風港。

當你們置身其中，問一下孩子想在這裡做些什麼。根據你安全之地所設之處不同，也許孩子想去散步；也許想玩遊戲、聽故事或者在沙灘上漫步。或者，這個小孩想坐在你的大腿上，或在你的懷抱裡放鬆下來，你們可以一起靜靜地坐著，尋求安全、舒適和保護。

你可以聽聽這孩子想告訴你什麼，憑直覺感受他／她的需要。這個孩子感到害怕，還是困惑、羞愧和內疚，或渴望關懷、感情和認可？或者這個孩子擁有太多：太多關注、沒有足夠的空間；太多許可、邊界不明；太多的保護、在獨立和自我探索上沒有獲得足夠支持。

不管是什麼，這個孩子都需要安慰，需要被關注、被傾聽、被接受和被理解，這樣他／她才能感到安全、被需要和被關懷。你可以安慰這個小孩，用你的善良、智慧和愛去減輕他／她所受到的傷害。請另外再找一、兩次時間，感受一下這種對孩子的同情感覺。

在你準備好了之後，做幾次緩慢的深呼吸，將注意力轉移到作為成年人的伴侶身上。正因為你對孩子懷有的同情心和同理心，會使你向成人的伴侶敞開心扉：你開始更容易理解，**很多來自對方的防禦，那些使你非常惱火的行為都是來自童年的創傷**。

雖然這些行為可能仍會給你帶來痛苦、傷害和挫折，但現在你可以懷著更多的同情、愛、關懷、耐心和寬容對待它們。當你覺得已經準備好結束這個練習時，慢慢地從一數到二十，無需急於睜開眼睛。

以上面的例子來說，提姆曾經告訴過蜜雪兒，在他小時候，經常需要照顧母親和兄弟姐妹。所以在蜜雪兒做練習時，她把提姆想像成是一個這樣的小男孩：放學回家，母親病了躺在床上；有一個蹣跚學步的小傢伙需要換尿布，還有兩個弟弟需要他來輔導作業。

蜜雪兒深深地同情小男孩，她認為他必須幫家裡人解決所有問題，但自己卻很少能獲得所需的幫助和指導。當她想像自己安慰小提姆的時候，她理解到提姆天性中期望每個人都像他一樣務實和冷靜——他對任何輕浮的東西都會不耐煩、不予理會。她還發現，在想像中給予小男孩安全感和關愛之時，她也獲得了巨大的滿足感。

你很可能會發現，像蜜雪兒一樣，在把你的伴侶想像成一個脆弱的孩子之後，你對伴侶的態度會更容易從批判轉向同情。

用同理心交流

在你產生了同理心，你的伴侶就不會再獨自承受情緒的重擔。調解專家和教授葛列格里奧・比利科夫（Gregorio Billikopf Encina）說得好：「在他人充滿了悲傷和痛苦，面對挑戰（甚至偉大的喜悅）的時刻，我們需要帶著同理心去傾聽。」

你的同理心會減輕對方的壓力、降低對方的防禦心。以下是一些可以增強你對伴侶的同理心的策略。

沒有產生同理心時，該怎麼做？

確實，同理心對你和伴侶都很有利，但是在你感到憤怒、焦慮、緊張或驚恐的時候，究竟要如何對伴侶產生同理心？而當你因為對方缺少對你的同理心而生氣和焦慮時，又該怎麼辦？你可能會想，為什麼我要對他／她有同理心，而他／她卻不對我有同理心呢？

即便在你生氣或憤恨的時候，要記住，**改變可以從你開始**。你可以創造自己渴望與伴侶同理的感覺，而不是光等待著對方先邁出第一步。透過建構你想要的關懷和支持，你就能解除緊張感，改變互動的態勢。

✪練習6-4：在困難的時刻產生同理心

透過對童年時的伴侶所抱持的感情，你會知道如何在心裡打開同理心的開關，然而有時候，你也需要另外一個啟動程序。

當你發現自己無法順利引發同理心時，請採取以下步驟：

❶承認自己的負面情緒，連同導致產生這些負面情緒的情形。例如，你可能會想：「我無法忍受他／她總是打斷我。」

❷接受你的感情，不對自己或伴侶做出評判。例如，你可以對自己說：「我討厭他／她打斷我。我注意到了自己的憤怒，我理解它。我接受我的憤怒與同情，但不會為此做出負面反應。」

❸用你在練習6-2中創造的雙手姿勢提示，提醒自己負面情緒和正面情緒可以共存。你能同時感受到不耐煩和寬容、傷害和理解。

❹站在地上，運用正方形呼吸法。開始將注意力轉移到正方形呼吸法所帶來的放鬆和寧靜上。

❺最後，當你感到平靜，讓積極的情緒最先湧上來，幫你逐步接近對伴侶的同情心和同理心。

設定一個意圖

我們所設立的意圖會有力地影響著我們的思想、態度和行為。運用同理心的第一步，便是設立一個意圖，向伴侶展現你的情緒。如此一來，你就能致力於創造一個安全、舒適的情緒環境，伴侶可以與你真誠地進行開放的交流。

在這樣的空間裡，伴侶的情緒不僅可以被傾聽，還可以保持。事實上，為對方創造這個環境的意圖是表達和接受同理心的基礎。採取以下步驟來設置這個意圖，向伴侶展現你的情緒：

- 閉上眼睛，深呼吸幾次，深化你的中心意識，並告訴自己：「我願意接受伴侶的想法和感受，我想打開我的心扉。」按自己所需，可以多次重複這個意圖。
- 把右手放在你的心上，藉此來激起你對伴侶的同情和關愛。這是你在本章前面建立的線索，它可以讓你重新感受到對伴侶的溫暖和愛意，這是在練習6-1中確認過的。

同理心的非言語符號

與大多數感情一樣，同理心更多時候是由你說話的方式而不是說話的內容表達出來的。

研究顯示，大多數交流都不是透過言語在溝通，而是藉由肢體語言——臉部表情、姿勢、眼球運動和手勢等表達出來的。

你的音調、音量和說話的節奏則構成了聲音表情（vocal expression）。在梅萊・肯亞（Mele Koneya）和美國丹佛大學名譽教授奧爾頓・巴伯（Alton Barbour）兩人合著的《勝於言說：非言語溝通》[4]中提到：「在所有交流中，有五五％是透過肢體語言完成的；三八％是藉由聲音表情的，只有七％才是口頭語言溝通的。」

所以，當你向伴侶表達同情心和同理心時，你的言語和非言語符號要與你的情緒意圖協調一致，這一點很重要。

肢體動作交流

以下是一些有效的非言語溝通建議，幫你向伴侶發出暗示，表明你正在專心傾聽，並且關心他／她的體驗：

4 *Louder Than Words : Nonverbal Communication*. Merrill,1976.

- 建立和保持眼神交流，表示你對伴侶的表述感興趣，同時在你傾聽和說話的時候，也稍稍將身體向伴侶傾斜。
- 用一個溫柔、善意的微笑傳達關愛，同時輕輕地牽著對方的手，或者把手掌放在他／她的膝蓋和肩膀上。
- 模仿伴侶的姿勢和手勢，如果不會被嘲笑，這樣可以增加相處融洽和同步性。積極傾聽很重要，要使用身體動作訊號來表明你與伴侶步調一致。
- 輕輕點頭回應伴侶表達的某些內容，也表明你在積極關注他／她。

語言交流

下面的語言交流技巧能有效表達出你對伴侶的表述的支持和歡迎。（然而也請注意，如果企圖任意誇大這些指標，哪怕是出於善意，也可能會產生強迫感和不真實的感覺）：

- 用你平時說話時的低音區語調，聲音要低、語速要慢。如果你說話音調高、語速快，你的伴侶可能覺得你有所擔心或是趕時間。調變聲調（modulated tones）是最佳的，因為它們給對方提供了更多的情感表達空間。用平靜的語調說話，可以在你心中創造一種平衡和平靜的感覺，向你自己的神經系統發出「一切ＯＫ」的信號。

- 為了建立融洽的關係，請讓你回應的節奏、語速和音調與伴侶的講話模式相似。然而，如果你的伴侶大聲喊叫或語出諷刺、貶低輕蔑，你肯定不想步入後塵。當伴侶說話過於嚴厲或者強勢，你可以讓自己的聲音變柔和，從而轉變交互的能量。透過這種方式，你可以影響互動的語氣和品質，保持你已經建立好的、可被接受的氣氛。
- 如果你覺得夠自然的話，支持性的話語如「嗯哼」、「啊」、「嗯」和「喔」都很好。你的回應會讓伴侶知道你在情緒上跟他／她站在一起，同時這也是一個指標，表明你在關注他／她，而且也在他／她的情緒體驗中投入了情感。然而，只有在當下真心誠意地使用這些同情的話語，它們才是具建設性的。沒有什麼比裝腔作勢的「喔」或「嗯」，更容易讓你的伴侶覺得你根本無意建立連結感了。

充滿同理心的口頭語言

充滿同理心的言語反應關鍵在於：要有能力與伴侶進行言語交流和非言語交流。就像你需要注意自身肢體動作和聲音、語氣交流，也需要觀察來自伴侶的非語言暗示。

記住，**重要的不僅是伴侶講述的內容，還有他／她說話的方式**。如果你只注意到伴侶的講話內容，而忽視其中蘊含的情緒表情，你的言語反應很可能就會離題。

在伴侶和你說話時，注意體會一下他／她的情緒體驗。只要你不自行做出假設，這其實很好猜。在伴侶停下來之後，盡力做出最好的猜測，並詢問對方你理解得是否正確。你要知道，在乎自己的猜測是否正確，這一點也是衡量你是否真正渴望了解對方的另一個指標。你可以這麼做：

- 使用以下的語句：「我可以想像你覺得⋯⋯」、「⋯⋯這對你來說一定很難。」或者「我能感覺到你可能覺得⋯⋯」這些都表明你在傾聽，但並不明確懂得對方的感覺。
- 接下來，在以上評論中間做一個確認，比如：「這能引起你的共鳴嗎？」或者「你覺得合適嗎？」這將給你的伴侶提供一個澄清以及詳細陳述的機會。

透過大膽猜測之後再加以確認，你就等於已經向伴侶表明你試圖了解對方的情緒體驗，而沒有自以為是、強加理解。記住，同理心就是，在他／她表達任何想法和情緒體驗的時候，都與他／她站在一起，而不是分析、不是解決問題、不是修復關係。

你很容易會介入事件之中，並想藉由提供一個不同的視角來提出解決方案或做出保證。然而，當你這麼做，你就不再和伴侶共享情感體驗了。畢竟，很多時候你的伴侶介入提供解決方案的時候，你很可能都只是想被傾聽和獲得支持。要堅持做出簡單的猜測和確認，如此才能給伴侶提供分享共同體驗的機會。

總結

當你和伴侶發生衝突時，愛、關懷和溫暖的感覺就會消失。學會激發和表達同情心與同理心，即便在衝突中，你也可以保持這些情感流動。如此一來，即使過程中，你不同意伴侶的意見，疏離感和孤立感也會逐漸煙消雲散。

你們關係中的益處——夥伴關係、關心和連結，不會因為你們陷入爭論而消失。同情的感覺會弱化你的憤怒和傷害、減緩焦慮的增長，並使你與伴侶身上惹人喜愛的特質建立連結。

透過激發和表達同理心，你和你的伴侶就是在一起克服分離感和對立的感覺。而也正是從這裡開始，富有成效的、充滿愛意的對話，便可以同時解決衝突、增加親密感。

Part 3 ——★

在親密關係中收穫成長

第7章 從互有好感到健康的相互依存

安妮塔從信箱旁走回室內，有一個信封引起了她的注意。那是寫給她丈夫的信，寄件方是一個醫療實驗室。安妮塔立刻感到她很熟悉的恐懼和焦慮開始飆升。這些也是一連串常常困擾著她的事情：麥克沒有告訴我有關實驗室的事情。他向我隱瞞了什麼？他真的病了該怎麼辦？如果他得了癌症怎麼辦？

察覺到自己的焦慮被觸發之後，安妮塔規勸自己，並且逕自回到自己的家庭辦公室，去做了一個短暫的暫停法。她在心裡告訴自己：「我無須大發雷霆，我的許多恐懼只是來自誇大現實。我沒有確切的證據證實麥克得了重病。我只知道他做了一些測試，僅此而已。現在我真正需要做的是冷靜下來。暫停法之後，我將找出方法與麥克商談。

但在自己冷靜下來之前，我不能做任何事。」

安妮塔結束暫停法之後，她的焦慮程度已經有所緩解。理性的前腦能夠正常運轉，她記得要等到她和麥克情緒平靜之後，再進行這個艱難的談話。因為晚餐對於麥克來說是下班後第一個放鬆的機會，安妮塔決定等到晚飯後再詢問醫療測試的事情。

晚餐結束之後，安妮塔再次啟用她新掌握的溝通技巧。她並沒有立刻表述她的擔憂，而是詢問麥克是否願意傾聽她的一些想法。他同意了。

「今天你有一封從醫療實驗室寄來的帳單，就是去年我抽血化驗的那個地方。發生什麼事了？」

「沒什麼。」麥克老實、平靜地答道。看到安妮塔期待自己說下去，他繼續謹慎地說道：「真沒有什麼好擔心的。我的背有一些疼，所以去看了醫生，而這個醫生恰好主持一些實驗室工作。因為發現我的腎有一點輕微感染，他給我開了一些抗生素，就是這樣。一週前我的抗生素吃完了，如今我的身體完好如初。都已經沒事了。我以為我給的是辦公室地址，很抱歉讓你看到了帳單。真沒什麼好擔心的。」就像許多人的伴侶也患有高度焦慮一樣，麥克會避免跟安妮塔推心置腹、知無不言，因為他知道這樣會引發她的焦慮。

「我理解你為什麼會這麼做。」安妮塔柔聲道：「如果是一年前，你這樣做絕對是正確的，我肯定會憂心忡忡、無法自拔。我會驚慌失措，害怕自己失去你。之前，我會在你工作時間打電話給你，要求你給我一個解釋；而你則不得不停下手上一切工作，一直試圖說服我。」

「你知道我為什麼不敢告訴你任何東西的原因。」麥克似乎緩和了一些：「我愛你，親愛的，我再了解你不過了。所以我不打算這樣做，沒有理由讓你因此擔心。」

安妮塔把麥克的評論仔細琢磨了一會兒，結合她所學到的溝通技巧，她想向麥克表達對其處境的同理心：「聽到你說不想讓我擔心，我很感激你的體貼。確實是這樣，今天拿到帳單時，我第一反應就是驚恐，但是現在我有方法讓自己冷靜下來。而我想表達的是……」安妮塔繼續說道：「我希望你現在能告訴我這些事情。你無須因為覺得我會情緒失衡而試圖說服我，也無需向我隱瞞什麼。我知道過去我一直依賴你，在每次我煩躁不安時，你都穩如磐石。但是現在我不想繼續這樣下去了，這對我來說不好，對你也沒有好處。」

安妮塔面對她的焦慮不再無能為力，她已經準備好在關係中成長和轉變。她發現，**當伴侶中的一方心懷焦慮而另一方並沒有時，就會出現一個常見的動態：一方變成了「磐石」，試圖保護焦慮的另一半**。

在這種動態下建立起來的關係連結可以非常牢固。考慮到西方文化中有關浪漫關係的一些觀點，這種類型的連結甚至看起來可能更為理想。然而，**這種過度依賴對方的關係，雖然表面看起來穩定，但其實遠非理想狀態**。

揭穿浪漫的神話

你可能聽過一首流行歌曲《沒有你》（*Without You*）。這首歌是英國搖滾樂隊「壞手指樂隊」（Badfinger）的皮特．漢姆（Pete Ham）和湯姆．埃文斯（Tom Evans）在一九七〇年代創作的，被眾多的歌手翻唱。美國歌手瑪麗亞．凱莉（Mariah Carey）在一九九〇年間重新翻唱了這首歌，她引吭高歌、大聲唱出當中著名的歌詞，淋漓盡致地表現了一個特殊的人在你生活中消失之後給人的絕望和無奈。

這首歌清晰地表達出一個有關浪漫愛情的流行概念：浪漫情緣是各種形式的融合，讓兩個個體走在一起湊成一個完整體。在美國編劇兼導演卡梅倫・克羅（Cameron Crowe）一九九六年執導的電影《征服情海》（*Jerry Maguire*）中，演員芮妮・齊薇格（Renée Zellweger）飾演的人物桃樂絲多蘿西（Dorothy），向湯姆・克魯斯（Tom Cruise）扮演的傑利・麥高瑞（Jerry Maguire）表達她的愛慕：「是你，使我變得完整。」

在這個流行的浪漫觀點中，每個情人都是不完整的。浪漫關係使得兩個不完整的自我團結合作、親密無間，一起在這個世界上生存，而這種能力是單獨的個體所缺乏的。

歌曲《沒有你》、英國文豪莎士比亞（William Shakespeare）的劇作《羅密歐與茱麗葉》（*Romeo and Juliet*）以及許許多多的浪漫電影都傳達出這樣的訊息，即**浪漫關係一旦終止，就等同於自我的滅亡**。

「我不知道，如果沒有你我會是誰！。」、「我不知道沒有你我能做什麼。」、「我不知道沒有你，我要如何活下去。」甚至還有更戲劇化的：「失去你，我也無法獨活。」這些都是情人表達對彼此深愛、承諾和激情最常見的方式。

然而，這種類型的愛——強大、包羅萬象、相互依賴的情感融合，無比珍貴的真愛頂峰，並非一切。事實上，《羅密歐與茱麗葉》的理想，根本不理想。

依賴的連續性

在浪漫關係中，伴侶之間的依賴程度是處於一個連續體，一端是過度依賴（overdependence）；另一端則是極端獨立（extreme independence）。在這兩個極端的中間地帶，是健康的**「相互依存」**（interdependence），這是我們鼓勵伴侶們力圖實現的動態目標。待在這個中間地帶，親密關係將極大地增強你的幸福感、滿足感和安全感，而不會減少你的自我意識。

依靠自己會提升你的連結感、和睦感和幸福感，也可以阻止關係滑向過度依賴。同樣重要的是，有時依靠伴侶也會帶來幸福感、安全感和相合的感覺，它能阻止關係搖擺向另一個極端，即極端獨立。

健康的相互依存，存在於以下兩種不同情緒的中間：「我不知道沒有你，我要如何活下去。」（過度依賴）以及「我不需要你為我做任何事。」（極端獨立）。它是一股這樣的情緒：「我有與生俱來的能力，可以過有意義和充實的生活，然而因為有了你的陪伴，我的生活變得更加精采。」正如下圖所示。

焦慮和依賴的連續性

如果在一段關係中出現了高度焦慮，伴侶之間的態勢往往就會轉向過度依賴。在學習暫停法和日常壓力預防這些可以控制焦慮程度的方法之前，你會很自然地向伴侶尋求力量、慰藉和穩定感，而這些都是慢性焦慮從你身上偷走的東西。

然而，當你依靠來自伴侶的情感支持，而非自己的內部資源來調節焦慮時，你就使得伴侶——不是你自己——要對你的情緒健康負責。在這個動態下，關係連結就會變得過分依賴。

這並不是說，你不應該倚仗來自伴侶的情感支持。事實上，健康、相互依存的關係標誌之一，就是伴侶中的一方能向另一方尋求安慰。而透過使用本書提供的方法，可以實現相互依存關係的另一特點：有能力管理自

依存的連續體

過度依賴 ←——→ 健康的相互依存 ←——→ 極端獨立

己的焦慮，並可以帶來更強的個人力量和彈性。當然，你和伴侶的關係也是安心和舒適感的源泉。一個成功的關係會在彼此個性和共通性之間達到巧妙的平衡，這是相互依存、健康的中間立場之關鍵。

在這個最佳方案裡，你不能一處於焦慮狀態就跑去找伴侶，期待讓他／她來說服你。事實上，期望伴侶說服你，只會使得你們的關係處於危險狀態。即使你足夠幸運，選擇的伴侶始終能讓你平靜下來，你們雙方也要為此付出不菲的代價。你剝奪了自己發展自我安撫和自我驗證的技巧，以及了解自身優勢和能力的機會。

高度焦慮會促使你和伴侶在分享任務和責任時相互依賴。你可能會迴避任務、情況或活動，比如，不去超市購物；甚至無法從事全職工作，因為它們可能會觸發你的焦慮。你的伴侶可能願意保護你免於焦慮，從而不得不收拾爛攤子，像是為了彌補你的焦慮，答應負責去超市購物，或成為家庭主要的經濟支柱。

這些看起來雖然無害，但依靠伴侶而非自己發展技能來克服焦慮，你就是在讓焦慮支配你和伴侶的生活。這正是過度依賴的結果。

分享家庭責任的關鍵，是利用每個人的優勢。也許你喜歡烹飪，而你的伴侶既沒有能力也沒有多大的慾望處理除了罐頭湯和冷三明治之外的東西。你們可能會決定，大部分時間都由你負責做飯，而你的伴侶負責清理。在這種情況下，你的長處，而非焦慮，就為這個簡單的分工指明了方向。

你和伴侶可以透過詢問這個問題：「我們要如何資源共享，才能最大程度地滿足個人和共同的需求。」從而成為相互依存的典範。這與「分配責任以彌補你的焦慮」情況完全不同。

過度依賴的後果

既然相互依存的關係有很多好處，為什麼如此多夫妻——尤其是一方患有高度焦慮的伴侶，會不知不覺地陷入過度依賴的泥淖之中？

一段過度依賴的關係會產生很多後果。首先，關係的焦點——釋放一方的焦慮——是狹隘且刻板的。不過反常地是，這又使得關係變得穩定和可預測，因為缺乏靈活性會使得關係保持一致。此外，在很大程度上，對方會讓人深感滿意（記得《羅密歐與茱麗葉》的神話關係）。

也許你的伴侶會給予你孩提時代沒有得到過的照顧和滋養；或者這種照顧關係概括了你從焦慮的伴侶那裡受到的過度保護。依賴伴侶的感覺確實可以很好。

採取行動：促進相互依賴的練習

雖然依賴伴侶讓人感覺安全、舒適，但我們也要避免那些會讓你陷入恐懼的想法。它會讓你和伴侶在某個時刻，在「是誰向誰提供支持」的問題上固執、拘泥，因為過去往往是你的焦慮占據了舞台的中心位置。

接下來的三個練習，將幫你朝著與伴侶相互依存的目標，做出積極的轉變。

✪練習7-1：相信自己很好

轉變關係動態的第一步是：你現在需要**加強安全感**。

由於在每個轉折點都會擔心出現危險（完美主義和聚焦未來），這增大了你的焦慮，讓你困在過度依賴的相處模式中。

你要學會相信在任何時刻，一切都會給予你彈性、內在力量和堅定的感覺，從而促進健康的相互依存。為了實現這種韌性，我們將重新審視和加強在練習5-2中建立的「OK」姿勢。

為了準備這個練習，你可以把以下腳本錄音，或請一位朋友或治療師讀給你聽。然後留出十到十五分鐘，找一個安靜、舒適的空間，確保自己不會被打擾。在你準備開始前，先「閉上眼睛、轉動眼球」（練習2-3），做一些「正方形呼吸法」（練習2-5），接著進行以下可視化練習：

每次呼氣時，讓你的思緒遊蕩，進入一個越來越深、越來越安靜的內心境界。在那裡，你的思緒逐漸變緩，就像你壓根不做任何思考一樣。你越是放鬆，就越能享受內心世界的平靜。在這片寂靜之中，你知道自己是平安無事的。在這一刻——就在此時，就在當下——一切都很好。

也許你能注意到，你現在已經比幾分鐘前感覺更平和、安寧。現在，花點時間允許一種平靜的感覺流過你全身和周圍。此刻你唯一需要考慮的，就是這種越來越放鬆的舒適狀態。這是一個很適合記住此種良好感覺的時機，甚至比良好更好。

現在，再一次，你可以做出「ＯＫ」的姿勢，這會在你需要的時候自動引發這種狀態。把大拇指和食指捏在一起圈成「ＯＫ」的手勢，建立這個線索。在你感覺手指碰觸在一起之後，記住，你就真是ＯＫ的。

繼續保持你的大拇指和食指的位置不變，與此同時想著這句話：「我很好。」想三遍。即使你大腦中還有一部分懷疑這並非完全正確，然而想一下這些話還是很重要的。在你想著這個單字，並且做出「ＯＫ」手勢時，你就為現在正在經歷的幸福感創造一個提示。往後每當你把大拇指和食指捏在一起，你就會知道自己很好。

只要你感覺好了，你就更容易承認自己的力量，相信自己有足夠資源來管理自身恐懼。相信自己內在的智慧會成為第二天性，你會獲得一種感覺，認為自己有能力可以對生活中的要求做出回應，有時還可以邀請你的伴侶來給予你支持，而且接受伴侶的支持卻不過度依賴。知道自己很好可以改變你和伴侶的關係。

現在，分開手指，鬆開「ＯＫ」手勢，但保留體驗到的良好感覺。當你準備結束這個練習時，你已經知道自己完全可以喚回這種良好的感受。你可以慢慢地從一數到二十，然後不用急於睜開眼睛。

花一分鐘回過神來，慢慢地睜開眼睛。

✪練習7-2：促成角色的靈活性

如前所述，處於相互依存關係中的伴侶們證明，若處在兩種極端的狀態下，會無法找到角色的靈活性。親密關係中的角色應該根據情況和壓力源的變化而改變，而不應該是一方一直堅如磐石。你要可以自由地享受在多個角色中轉換。

除了保持角色的靈活性，相互依存的伴侶還認識到：**在親密關係之外，擁有有意義的人際關係也很重要**。與朋友和家人之間的關係，為你們提供了一個十分重要的支持感和滿足感的源泉。若作為一個孤島，關係將無法繁榮發展。你的親密關係不是你唯一的支持手段，這一點至關重要。而這是角色靈活性的另一個組成成分。

在這個練習中，你會想像自己在一系列關係中扮演多重角色。首先，你需要紙和筆，或者如果你願意，可以用電腦。寫下或者輸入你對於以下提示的反應是很重要的，因為身體動作可以幫助你梳理想法，這和只做簡單思考的成效大不相同。

此外，你還可以用在這個練習中寫下的答案完成練習7-3，所以一定要保存你的日誌，供往後使用。

一旦你準備好，關掉手機鈴聲，找一個舒適的地方，確保自己不會被打擾。集中精力，做一些「正方形呼吸法」（練習2-5）。在你放鬆時，複製下面的提示，並以具體的細節描述回答問題。

我可以給自己的具體方式是……

安慰：（例如，參加瑜伽課程）＿＿＿＿＿＿＿＿

放鬆：＿＿＿＿＿＿＿＿

確認：＿＿＿＿＿＿＿＿

歡樂：＿＿＿＿＿＿＿＿

朋友和家人可以給我的具體方式是……

安慰：

放鬆：

確認（例如，如果我感到擔心，會打電話給一個可信賴的朋友）：

支持：

歡樂：

陪伴：

我可以給伴侶的具體方式是……

安慰：（例如，按摩）

放鬆：

確認：

歡樂：

陪伴：

同情：

欣賞：

我希望伴侶為我提升（而非創造）的具體方式……

舒適：

放鬆：

確認：（例如，即便他／她本身並不擔心，但能理解我的擔心，來與我溝通）

歡樂：

陪伴：

同情：

欣賞：

✪練習7-3：享受新的靈活性

思考「擴大角色範圍」和「做起來感覺舒服」是兩碼事。僅僅是思考採取行動，好在關係中樹立新角色，就有可能帶來很大的不適感。改變可能讓人不舒服，特別是當你想要放棄，而你的伴侶無時無刻都穩如磐石、做你的定海神針時，尤為如此。

這個練習可以幫助你藉由扮演關係中各種各樣的角色，而體驗到一種滿足感。過程很簡單，簡直能說是有趣和好玩的。

在臉上浮現一個微笑，可能是向大腦發送以下訊息時最簡單的方式：「一切都很清晰，一切都很好。」科學家發現，我們可以透過微笑把感覺良好的訊息傳遞給大腦。簡而言之，微笑的感覺很好。

法國心理學家羅伯特·索西格南（Robert Soussignan）發現，微笑與自主神經系統興奮的「感覺良好」模式有關。你還記得從第二章起，許多令人不快的生理感覺都和焦慮有關，而掌管焦慮興奮的自律神經系統要為此負責。

微笑會使你的身心感到放鬆。此外，美國心理學家羅伯特·札永克（Robert

Zajonc）和他同事們的研究成果顯示，微笑時，臉部肌肉的收緊和放鬆，可以使得流向大腦的血液溫度降低，從而更易於調節情緒。微笑時，無論是發自內心還是隨意為之，好處都會隨之而現，在這兩種情況下，微笑都會向大腦傳遞訊號，說你是舒適、快樂的。

因此，即使微笑起初是迫於無奈，一旦你在其中投注了感情，微笑就有了生命。舒適感和快樂終會成為你自己的。當然，在你舒適和快樂時，就更容易冒險，更富有靈活性，依賴性也會減少。

下面的練習使用可視化再加上微笑，加強你對之前所有練習的反應。每一個步驟都要花點時間考慮，所以通常需要一些時間來完成這項練習。

請對練習7-2的每個情況（比如「我能給自己提供安慰的具體方式」），都執行以下操作：

❶讀出你寫下的回應。

❷把你的答案轉換成情境，設想你看到自己正在做或者接受你寫下的行為。仔細想

像一下你正置身何處、和誰在一起。調動你的一切感官來活化這個體驗，注意你聽到的聲音、聞到的氣味以及體內的感覺。

❸當你沉浸在這個影像片段的體驗時，深吸一口氣，然後讓自己做一個悠長、緩慢的吐氣。吐氣結束時，臉上浮現微笑。

❹當你觀看影像片段時，繼續保持微笑，即使起初不是發自內心的。提醒自己，微笑這個簡單的動作能如何影響你的情緒狀態，並產生積極情緒。即使你無法立即注意到情緒的轉變，你可以相信，笑容正在向大腦發送積極訊號，可以幫助你真正享受和接納腦中想像的場景。

❺在你保持這個形象（連同笑容）一、兩分鐘之後，讓這個情境消失。隨著景象消失，你可以保持這種積極體驗帶來的滿足感和自由。

在你完成練習7-2所有情況的體驗後，你可以重複任何你發現最有幫助的片段。

總結

在一段關係中，發展並保持健康的相互依存是一門藝術。還記得那封來自醫療實驗室的信吧？它曾一度讓安妮塔手足無措、焦慮不安。在危機模式下，她不得不依靠麥克使自己平靜下來。

但隨著安妮塔更能夠容忍自己的焦慮，甚至控制它，她和麥克的關係變得更成熟了。當她變得不那麼依賴麥克，他們的情感連結也加深了。麥克發現，他非但不再只是簡單地作為安妮塔的力量源泉，甚至反而在他自己脆弱的時候，也可以去尋求對方的幫助。由於安妮塔管理焦慮的能力日益增長，他們關係的所有方面都變得更堅強了。

就像安妮塔和麥克一樣，隨著你能不斷管理自己的焦慮，並放棄那些幻覺——兩個不完整的自我，能構成一個完整的個體——你和伴侶會變得越來越親密，也更加相互依賴。

此外，當你們的角色變得更加靈活，彼此相信、彼此期待，最後就會形成一個健康的相互依存關係。

第8章　從感性多變到理性穩定

在一段充實、有益的浪漫關係頂峰，有一個重要的組成成分：健康的相互依存，而這種浪漫關係就是**理性關係**。

在這一章，我們將向你解釋如何把健康的相互依存關係融入一段更為廣泛的理性關係中。理性關係本身很難一言以蔽之。相反地，它是許多因素的集合，可以共同促進情感親密的氛圍。簡而言之，它將健康的相互依存提升了一個程度。

本章涉及了理性關係中的關鍵成分，並傳遞一些可以實現理性關係的知識和技能：**改變你的態度，改變你的行為，改善你們的關係**。

支持理性關係的態度和想法

要想步入一段理性關係，就涉及了一種模式轉換，即轉變你與伴侶之間的關係以及你對關係的定位。其實，你是在透過改變態度和想法來重新定義婚約規則（the rules of engagement），藉以支持那些忠實的東西：一個健康和穩固的關係。

你對以下的態度思考和表達得越多，就越容易轉變自己的行為，並幫助自己建立一段理性關係。這一部分闡述了支持這項轉變的三個角度：**在「不完美但夠好」的關係中尋找滿足感；放棄對「正確」的需要；放棄對「公平」的幻想**。

在「不完美但夠好」的關係中尋找滿足感

「有一天，我的王子會出現。」幾乎是每個小女孩在某個時期都會產生的幻想。然而現實情形是，這世上真正的王子（公主）很少。即使你發現自己真的與夢中情人在一起了，相處中也難免會產生摩擦。

一個嚴酷的現實是，當你置身於一個長期關係之中，將不可避免地會體驗到幻滅感。你會發現你的王子或公主並不完美，而這是你在求愛過程中沒有意識到或者忽視的。**如果你期待完美，你肯定會感到失望**。假使你的期望值和現實之間的落差非常大，你甚至可能會慢慢陷入絕望之中。

事實上，每一位伴侶和每一段關係都有缺陷。能否在你的親密關係中找到滿足感，與你「接受甚至悅納這些不完美」的能力直接相關。在有益和成功的理性關係中，你和伴侶之間的連結感並不需要完美，只要足夠好。

正如你從第四章起便讀到，和諧關係的體驗以及與伴侶之間的深切情感共鳴，對一段親密關係來說至關重要。然而，和諧關係並非是恆久不變的。即使是在最好的關係中，也不免會產生破裂，或是發生伴侶間互相不同步的狀況。

在對母子關係的起起落落進行了觀察之後，英國精神分析學家唐諾．溫尼考特（Donald Winnicott）創造出「足夠好的母親」（the good-enough mother）這個詞。據他觀察，如果母子之間的情緒體驗能夠和諧一致，並且在連結破裂時能加以修復，就能產生健康的情緒滋養。

完美的母親是不存在的，事實證明也毫無必要。成功的母親應是「足夠好的母親」：會犯錯、能度過關係破裂後的困難時期，然後與孩子重新建立連結感。

我們可以用溫尼考特對母子關係的研究結果來看待親密關係。如果你的伴侶「足夠好」，你們的親密關係也「足夠好」，就盡力在這種關係中尋找滿足感吧，不要奢望什麼完美關係。你要接受這個現實：**你和伴侶都很自然地會在和諧關係中起起落落**。

但你可以創造一個環境氛圍，讓彼此都覺得放棄對完美的期望是安全的。你知道你會有失誤、你們會起爭執；你會覺得不被傾聽、不被理解；你會感到沮喪。這是任何持久的親密關係中都會有的問題，正如那些因此產生的不安情緒一樣。當破裂發生時，你們的關係並沒有結束，只是和諧關係暫時中斷了而已。

在理性關係中，你會承認並接受破裂帶來的不適感，並且知道自己有方法（如，暫停法和自我確認法）可以忍受這些艱難的情緒，也擁有溝通技巧來修復連結。在這種情形下，你們都給予並接受了一份禮物：**一個人無須因完美而被愛，足夠好就可以了**。

為了幫助你建立這樣的態度，你可以對自己重複聲明：「我明白，伴侶永遠不會是完美的，我欣賞這個足夠好的伴侶和這段足夠好的親密關係。」

放棄對「正確」的需要

要想享受理性關係，另一個關鍵的態度就是接受這個值得注意的事實：**你無須總是正確的。**事實上，堅持正確是與理性關係中的合作精神相悖的，而且它也確實經常會激起對方同樣的固執。

一七七〇年代，紐西蘭作家和藝術家彼得．麥肯泰（Peter T. McIntyre）曾有此睿智之語：「自信不是來自永遠正確，而是來自不怕犯錯。」願意承認錯誤，才使得理性關係成為可能。

治療師經常會詢問處於爭執中的夫妻：「你是想堅持自己是正確的？還是想維繫一段關係？」雖然你可能會回答想要一段關係，但是你的行為有時卻反應了你更希望自己是正確的。比如，在與伴侶談話時，你是否一意孤行、堅持自己的觀點才對？

放棄「堅持正確」的需要吧，即使你只能被迫同意你不認同的觀點，但這是理性關係中一個最基本的技能。

為了強化這種新態度，你可以對自己重複聲明：「因為我看重我們的關係，我放棄『總是正確』的需求。」

放棄公平的錯覺

在第七章中，我們討論了共享和分配責任的重要性。這是理性關係中一個重要組成成分。然而，如果你過於拘泥公平原則（fairness），計較你們每個人都必須承擔完全相等的分量，你最終會鬱積很多怨恨和不滿。

很少有完美的公平，對此孜孜以求難免會失望。分享責任的關鍵是：**允許靈活、慷慨和夥伴關係**。

為了強化這種態度，你可以對自己重複聲明：「因為我想要一段理性關係，我放棄凡事都總是要爭個公平。」

支持理性關係的行為

有一個流行的謎語是：「三隻青蛙蹲坐在一個圓木上，一隻青蛙決定跳下來，圓木上還剩下幾隻青蛙？」如果你回答「兩隻青蛙」，那就還要再三思一下，答案其實取決於那隻決定跳下來的青蛙。「決定去做」和「實際去做」是兩回事。

透過採取在上一節中闡述的想法和態度，你已經做好準備的行動，投入一段理性關係中。其實，正確的態度是至關重要的，因為它們給你提供了必要的基礎來支持採取行動。而在這一節中列出的行動，為你提供了最後的步驟——飛躍，現在朝著你所渴望的理性關係前進。

避免在溝通中造成傷害

理性關係中一個重要的組成成分是，雙方都要意識到「**語言是一把雙面刃**」，既能對人造成傷害也能給人撫慰。

曾有一位六十年婚齡的老婦人分享了她婚姻成功的秘密。她說：「我每天至少都會保持沉默三次，不說話。」你沒說出的話和你所說的話，對你的親密關係會造成同樣程度的影響。

要明白，向對方吐露多少、保留多少，是理性關係中的一個標誌。在第四章和第五章裡，你已學到了很多幫助你回應伴侶的技巧，而不只是被激發地反應；你們能進行建設性對話，確認伴侶的情緒、產生同理心，並且允許彼此觀點不盡相同。

接下來，你需要學習的是「如何確定應避免向伴侶吐露心聲的時機點」。

如果指責或批評的動機，給你們的溝通蒙上了陰影，那麼坦承你的想法就可能會造成傷害，引發衝突或者關閉伴侶的情感接受能力。苛責、負面溝通雖然也是傾訴的形式之一，但卻不是朝向理性關係的方向。事實上，研究顯示，它會對你們之間的關係造成永久性的破壞。

人際關係專家約翰·高特曼提出了親密關係的四個行為模式，這些行為模式能預測關係是否會以破裂告終。他把這些模式稱為親密關係中的「末日四騎士」，其中之一便是伴侶彼此之間的批評和譴責。

記住這個告誡，在你肆意地口無遮攔之前，一定要確認你的動機。如果你的動機包括下面所列舉的任一條，而你有意想讓你們的關係持久發展，更為明智的做法是保持緘默：

- 批評
- 指責

- 羞辱
- 貶低
- 蔑視
- 避免自己遭到羞辱

避免語出嘲諷並非意味著不傾訴或者隱瞞相關訊息。只是在盛怒之下保持緘默，隨後再用你所學到的溝通技巧與伴侶進行互動。如此就能夠加強信任和連結感，而這些正是構成一段理性關係的重要部分。

在你的焦慮受到抑制後，你會發現自己在緘默中感到滿足。你會注意到，它不僅對親密關係產生積極影響，你也會從中體驗到自我約束和自我控制所帶來的滿足感。

為了強化這種保持沉默的意念，你可以對自己重複聲明：「在做了幾個舒緩的呼吸之後，我發現自己更能抑制做出評判的衝動了。」

運用你的內在智慧

能夠汲取內心智慧，並遵循其指示行事，是理性關係中的另一個組成成分，它與和諧體驗和角色的靈活性有關。

在練習7-2和7-3中，你已學到了和伴侶可以在關係中扮演多重角色，然而，要如何辨識出什麼時候該扮演什麼角色呢？你怎麼知道什麼時候該給予支持，什麼時候又該尋求安慰呢？答案就在於，發展、運用你內心的智慧能力。在這個過程中，你要學會區別，將內在智慧的聲音和出於恐懼需求的衝動和慾望區分開來。

恐懼是一種強大的動力，能影響你的行為和感知到的需求。當你完全受制於焦慮時，恐懼會淹沒你內心理智的聲音。然而當你持續進行日常壓力預防和暫停法訓練，會發現恐懼慢慢地失去了對你的控制，你將有更多機會傾聽內心的聲音，並超越源自恐懼的自我引導。在你不為恐懼所蒙蔽時，你就更能傾聽直覺、內在的聲音；能捕捉到對方的情緒，了解伴侶的需求，並做出回應。

在理性關係中，伴侶雙方都可以從這個直覺的內在智慧中汲取力量，來滿足彼此的需求。如果能傾聽內心的智慧，並願意以之指導自己的行為，就能很輕易地在這些角色中恣意轉換、毫不費力。

為了強化你運用內在智慧的意念，你可以對自己重複聲明：「我呼喚我的內心智慧來指導和支持我。」

內心充滿感激之情

在理性關係中充滿了相互欣賞和感激之情。

大多數關係專家，包括約翰．高特曼、哈維爾．亨德瑞克斯和婚姻治療師派翠西亞．洛夫（Patricia Love），都強調了**伴侶之間相互欣賞**的重要性，並指出這是良好關係的重要組成成分。

在你專注於欣賞對方時，一種感激的情緒就會自動湧現出來。感激是一種內在狀態，會產生幸福的感覺。我們知道，感恩的人會更快樂。我們還發現，當你專注於伴侶身上令你感激的特質時，你們的關係會得到改善。你的伴侶能體會到你的感激之情，並很可能會做出相應的回饋。

著名的自我成長專家、研究共依存症（codependency）的梅樂蒂．碧媞（Melody Beattie）

便這樣寫道：「『感恩之心』是將問題轉化為幸運，將意外轉為禮物的關鍵。」下面的練習可以幫你獲得這種感激的感覺。

✪練習8-1：培養感激之情

每天至少做這個練習三次。下面的腳本將指導你完成這串過程。

停下來，花一些時間思考伴侶身上你欣賞的特質。在你回想時，微笑會讓感恩之情湧現。當你開始體驗到這種感恩和欣賞之情時，注意它所帶來的滿足感。讓自己真正享受一下這種滿足感，你會越來越能意識到充滿感激之情的感覺有多好。

保持這個滿足感一到兩分鐘，讓自己真正感受一下情緒狀態的自主轉變。這是你的**選擇**，你選擇讓自己感受欣賞帶來的滿足感。一定要真正感受一下，當你這麼做，會滋養自身，同時滋養你們的關係。

現在做一個承諾，承諾你會一天三次欣賞伴侶身上的特質：早晨起床、白天某個你做白日夢遐想的時刻，以及晚上睡前。

你可能不總是想這樣做，但當你繼續致力於實踐此事，你會發現自己越來越懂得欣賞和感恩。也許在將來，你大腦的預設模式（default mode）會充滿感激之情。持續打開頭腦中的感激按鈕，並讓這種感覺繼續，你就可以期待更為快樂的良好情緒。你甚至會驚訝於自己變得如此容易產生感激之情，同時能期待減少衝突，深化你與伴侶之間的連結感。

總結

一段理性關係是不斷發展變化的。在許多方面，理性關係的發展過程都可以比作一個花園的生命週期。若希望花園內花團錦簇、繁花盛開，就需要時刻對花園予以關照。園丁要除草和施肥。隨著天氣的變化、季節的轉換照料，對所有的花朵都需要付出耐心和責任。園丁必須小心保護花園裡的花朵不受外界傷害。

每個季節，園丁也都明白要徹底享受和感激他的勞動成果。在下一章中，將給你提供方法和策略來維護你的勞動成果、管理你的焦慮，持續耕耘理性關係的花園。

第9章　從朝夕相處到長久陪伴

有一個廣為流傳的成語叫「熟能生巧」。然而就本書所學到的技巧而言，更準確的說法應該是「熟能持久」。透過繼續運用學習到的技巧，你將會獲得持久的改變。請採取下面的最終措施來鞏固你的新技巧吧，如此一來你就能確保自己會一直從練習成果中不斷受益。

熟能持久

用你在第一部分中學到的暫停法和日常壓力預防來調節和管理焦慮，至關重要。為了保持你與伴侶的連結感，扭轉你們之間的關係，你還需要堅持實踐第二和第三部分中的方法。

這就像學習一門新的語言，學習外語的時候，若想流利地掌握它，你就需要每天練習。如果沒有定期練習，要講一口流利的外語幾乎是不可能的。

「改變我們的行為」這項真理是有科學理論支持的。神經科學家發現，練習一種新技能可以強化與技能相關的大腦神經通路。這就像鍛鍊肌肉，重複的次數越多，肌肉就會變得越強壯。而且，當你停止鍛鍊，肌肉又會重新變軟，如果你停止練習，支持技能的神經連結也會削弱。

請記住，下面的練習是建立在你從第三章中學到的管理焦慮技能，以及第七章中學到的角色適性練習的基礎上，它將幫你保持所學到的技能，讓你可以享受辛勤努力所帶來的回報：生活中的焦慮變少、以及與伴侶之間的連結感更堅固。

✪練習 9-1：擴展你的夜間可視化

練習 3-4 教你如何利用意向的力量來從事預防日常壓力練習。光是透過一、兩分鐘的可視化練習，你便學會了設立一個目標，並且提升未來行為支持該項意圖的可能性。正如我們之前所討論的，「意圖」的力量，就是眼見為憑；當你信以為真，之後它就會引領行動。最後，藉由反覆做一個動作來創造一個新習慣。

這個練習有兩個目的：❶設立一個目標以提升你們的關係，並且在與伴侶積極互動的可視化練習中獲得有益體驗。❷這些在可視化過程出現的情緒本身就是一股強大的動力，能增強你的意圖並帶來新行為。

你可以在完成練習3-4的夜間可視化練習之後，再補充以下額外步驟：

❶在你已經處於放鬆狀態時，舒舒服服地躺在床上，選擇一個你想掌握的、可以增進關係的行為。例如，你可以選擇向伴侶提供支持、表達讚賞，或者即使並不同意對方的觀點，也從伴侶的角度來進行確認。你還可以使用在練習7-2裡寫在日記中的情境。

❷就像在觀看你和伴侶之間的理想互動影片剪輯一樣，想像自己正在選擇做出一種增進關係的行為。仔細看一下現場，聽聽自己以一種冷靜和客氣的口吻說話，這些話語來自你的理性自我。或許你會用充滿愛意和同理心的眼神凝視伴侶，或

者是簡單地欣賞他／她。你能看到自己點頭表示理解嗎？你在微笑？也許你是用微笑表達讚賞。在你創造了這個展示你理想行為的場景之後，盡量在其中找尋快樂。

當你繼續想像這個場景時，享受這個想像中的互動帶來的積極、有益的連結感和同情的感覺。你甚至可以感受到一種滿足感，因為你明白自己有能力利用新行為改善你們的關係。在享受完積極的情緒之後，明白自己可以繼續保持這種情緒，然後就可以睜開眼睛了。

推進關係發展的總結和提示

下面的提示將幫你維持從「減少焦慮」和「改變與伴侶的關係」方面已經取得的進步。它們是本書三個部分的學習總結。

把下方內容放在手邊，或許可以多複印幾份，把它貼在你的房間和辦公室，作為一個提醒（附錄C中還有一個簡表）。

是什麼在威脅你們的親密關係？（第一部）

了解自己的觸發點。對「導致你的焦慮可能上升」的內部和外部觸發點都保持警惕，是很重要的。有些壓力源可能會保持一致；另一些則可能會隨著時間的流逝而改變；也可能出現新的模式。

不要錯失時機。在焦慮升級以後，暫停法的最佳執行時間是「當下」，而不是在你察覺到觸發點的五分鐘以後。透過停止焦慮，你就不會讓它有機會進一步惡化。

將其視作禮物。如果你能將日常壓力預防視作送給自己的禮物，而非一件苦差事，你就很可能繼續堅持這個練習。視角所見就是一切。

盡力就好。成功不需要完美，只要你盡力就好。你的暫停法並不會總是做得完美無缺；你每次的日常壓力預防也不會保持完美的一致性。不要因此責備自己，不要讓它妨礙你。明天又會是嶄新的一天。

打造和諧親密關係的完美指南（第二部）

首先，保持冷靜。在和伴侶討論衝突之前，你需要採用暫停法讓自己平靜下來，恢復感性中腦和邏輯前腦之間的最佳溝通狀態。你需要的是溝通，而不是發洩。

在座艙壓力很低時，不要依賴伴侶給你帶上氧氣面罩。記住，你可以給予自己同情、安慰和確認。聆聽你內心的聲音，承認你的需求是正當的。有時伴侶沒空，或者無法滿足你的需求。記住，角色的靈活性，包括滿足自己需求，是健康相互依存關係的一部分。

時機就是一切。在發起一場艱難的談話之前，確保你和伴侶都處在良好的氛圍中。記住，你的伴侶沒有必要也採取暫停法。在你開始談話之前，與伴侶確認，看看他是否覺得足夠冷靜可以與你積極溝通。

借鑑孩子和貓身上的優點。「好奇」是孩子和貓的天性。當你感覺對伴侶有了情緒反應、試圖對對方做出批判時，要讓自己對伴侶的視角感到好奇。然後站在對方的角度思考問題，對不同的觀點保持一個開放的心態。一個好奇的立場可以開創新的可能性，並為你和伴侶建立一種安全感和接納心態。

「欣賞」會有幫助。把對伴侶的欣賞作為對話的開場白。在你們起紛爭的時候，很容易直接進入負面溝通模式。如果你是以一種欣賞和積極關注的心態表達，伴侶就更容易接受你的反饋。同時，從積極的心態入手可以提醒你當時為什麼要跟這個人在一起、為什麼你現在仍然想要跟他在一起。

與伴侶談話不是「打網球」。討論衝突和打網球不一樣，你們兩個人都不需要來來回回地擊打那顆球。與對方達成協議，允許彼此把想說的話都說完之後，另一個人再做出回應。請打消想要打斷和插話的衝動，在傾聽的時候不要琢磨怎樣反駁。

在親密關係中收穫成長（第三部）

角色靈活。在相互依存的關係中，角色靈活性非常重要。靈活角色表示關係健康，就像有個靈活的脊椎表示身體健康一樣。這裡沒有白馬王子和白雪公主，在現實生活中，「從此過著幸福快樂的日子」包含在協調連結中會有很多不可避免的裂痕與修復。唯有接受這個現實、擁抱理性和足夠好的關係之後，才會產生最終的滿意。

如何登上卡內基大廳[5]？練習，練習，再練習。每天都練習你所發展的自我調節和溝通肌肉群。這是唯一可以保持所學技能的方法，它會增強你與伴侶之間的連結感，現在你很享受這種感覺。記住，只要繼續本書的練習，將來你所面對的每個障礙，都可以促進成長。

把這本書放在手邊！在管理焦慮，以及與伴侶在健康關係的路上，你將會不可避免地面臨挑戰。我們強烈建議你在這些情況下參考本書。不要勉為其難地強迫自己去進修，而是利用書中提到的內容來幫助自己。

總結

本書終究是一次進步之旅，而非完美旅程。雖然你可能會傾向關注你還沒能掌握的那些技巧，但我們鼓勵你承認並讚賞你在管理焦慮和改善關係方面所取得的勝利，無論成績是大是小。

現在，你已不再受困於突如其來的焦慮，而是能識別自身情緒觸發點，用暫停法和日常壓力預防調節你的焦慮程度。你還獲得了提升與伴侶的溝通、連結感以及增強對伴侶的同情心等技巧。這是一個持續的過程，將會隨著時間的推移變得更加有成效，而你會對所取得的進步以及自己持續做出的努力感覺良好。

花點時間注意一下你的基準壓力程度是如何下降的，以及你的「紅色警戒」出現的頻率是否降低了。回想一下那個情境，看暫停法是如何幫助你從直覺反應轉變成有意回應。再回憶一下，即使你不同意伴侶的觀點，你還是和他／她進行了確認，還有你也自我確認的那些時候。記住那些滿懷同情心的時刻，不論是對自己還是對伴侶。在這個過程中，你朝著理性關係邁進了一步。

當然，你和你們的關係總會面臨新的挑戰和要求。然而，透過持續使用本書提到的方法，你將會變得越來越拿捏自如、越來越懂得減少衝突。無論你和伴侶在生活中遭遇了什麼，都能迅速反應。你本人和你們的交流方式變化後所產生的累積效應，確實可以改變關係的動態，將其從過度依賴轉移到健康的相互依存，最終讓你能夠擁抱理性關係。

5 編注：Carnegie Hall，位於美國紐約，是美國極富標誌性的古典與流行樂建築。

附錄A　給你和伴侶的建議

當這本書在手，就給你和伴侶提供了一些方法，讓你們的關係可以更上一層樓。然而，儘管你們遵循了不同的路徑，其實都是殊途同歸。你的伴侶學習一些處理焦慮的新技巧，並付諸實踐：暫停法、可視化練習和溝通技巧等。另一方面，你被「引領」去發現自己無法「修復」伴侶的焦慮——我們不鼓勵你嘗試這個。支持和同情，可以；對此負責，不可。但是，你可以為自己的行為以及與伴侶間的互動負責。下面有一些你可以採取的、有助於這些過程的步驟。

知悉情況。了解焦慮，知曉其原因、觸發點及治療方式。這本書的第一部分能幫你了解焦慮的生理、基因和性情方面的原因（參閱附錄D的相關參考資源，可以獲取額外的、有關焦慮的最新訊息）。你對焦慮的本質了解得越多，你就越容易產生理解力和同情心，並且丟棄偏見。

以肯定的方式提供支持。如果你的伴侶患有焦慮症，有時會是件很艱難和令人煩惱的事。對方的感情似乎不可理喻；行為也似乎固執刻板、不可控制。這時，可以使用從第五章中學到的鏡像和確認技巧（以及附錄B中的感恩練習）。記住，你無需同意伴侶的觀點，但只有理解他／她的想法才能確認他／她的體驗。

「肯定」而不是「授權」。有時你不免會覺得需要承擔額外的角色和職責，以保護伴侶遠離焦慮，從而平復或照顧對方的情緒。過去你可能總覺得需要永遠作「磐石」，來為伴侶提供穩定的情緒支持，但自己卻不能情感脆弱或者需要支持。正如我們在第四章中寫的，只有你的伴侶自己才有權力和責任減少他／她的焦慮。你的支持非常寶貴，但是如果你全權接手，你就是在積極維繫一個過度依賴的關係。

保持樂觀、給予鼓勵。極有可能地，你的伴侶低估了他／她自身的內部資源。只要知道你對伴侶的信任可以創造奇蹟，幫助他／她獲得急需的信心就可以了。將關心和肯定的姿態呈現給你的伴侶，同時能表達出你相信他／她可以利用本書提供的方法來調節焦慮，這麼做，有極大價值。即使你的伴侶懷疑事情會發生變化，你也要表達樂觀和積極的期望，期待他／她克服焦慮。

不要承擔伴侶的壓力。壓力和焦慮會傳染。有時，在伴侶備感壓力的時候，你自己可能也會緊張。不過，你可以向伴侶表達理解和同情，而無需也變得焦慮。目前面臨的挑戰是如何保持你的情感界限，並且依然對伴侶富有同情心。

共同做出決策。即使你的伴侶想要你在決策時承擔很大一部分責任，也要鼓勵他／她相信自己在做決定方面的智慧。同樣地，讓伴侶知道你相信他／她可以承擔風險、忍受痛苦，有時這些都是決策過程的一部分。

認同積極的變化。隨著你的伴侶變得更強大、更善於調節焦慮，承認並欣賞你所看到的積極變化。同樣地，在你注意到關係改善了以後，也要承認並讚賞一下。當你和伴侶繼續參與平復、恢復和發現的過程，你會有很多機會慶祝你和愛人創造出的新親密感和連結感。

向你的伴侶尋求支持。在你的伴侶更能夠管理他／她的焦慮以後，當你要應付一個挑戰時，可以開始要求伴侶給予你支持。你有機會能給予和接受支持至關重要，而這對你的伴侶同樣適用。即使對方焦慮不安，實踐這些自我調節策略也能幫助伴侶將他／她把關注點轉向你。

承認自己的情緒。有時，你可能會覺得對方的情緒和想法都不理性，或者行為固執己見、不可控制。有時候你可能會感到沮喪、憤怒或受傷。當這些情緒出現的時候，接納並認可它們，不要妄加批判，更無需自我譴責。出現這些感覺並不意味著你不體貼。然而，如果你希望與伴侶分享這些情感，務必要使用第五章和第六章中提到的溝通策略。

找到放鬆的方法。冥想、放鬆練習和平靜舒緩的音樂（見附錄D的相關參考資源，有一個有聲訊息列表），以及日常壓力預防對你和伴侶的幸福感都非常重要。例如，一起做預防日常壓力練習，可以提升你們的連結感，同時加強伴侶的自我安撫實踐。

對尋求專業幫助保持開放心態。個人和婚姻治療對你可能會有巨大幫助。尋求治療並非弱者的表現。理性的人會認知到需要尋求外部諮詢和專業知識的幫助。確保你選擇的臨床醫生有關係和焦慮症治療方面的專業。

用本書來提升你的伴侶關係。當你閱讀第二部分，開始與伴侶進行建設性的溝通，你會獲得另一種提升連結感、關心和支持的方法。你可以考慮讓伴侶與你分享他／她在學習、實踐本書的練習和技巧的體驗。當雙方都致力於豐富彼此的關係時，你們還可以分享一下各自的體驗，這同時會增強你們的連結感。

附錄B　如何應對焦慮的伴侶？

與焦慮的伴侶一起生活會很困難。有時，當對方的行為看起來不合理，你可能會感到困惑、憤怒、試圖批判，或者只是感到疲憊。這些反應都情有可原，但是對你或對方卻毫無幫助。

幸運的是，在它們出現的時候，你可以學習捕捉這種情緒，並轉換你的反應。例如，如果你把注意力轉移到你所欣賞的對方特質上，你的判斷會不可避免地就軟化下來。下面的練習，在閱讀第六章時，你的伴侶或你本人可能都練習過了，而在你的情緒被伴侶的高度焦慮影響時，它對你尤有幫助。

你可以多看幾遍腳本，熟悉熟悉，然後按照回憶去做。或者如果願意也可以將其錄音，或請一位朋友或治療師讀給你聽。找一個安靜、舒適的地方，確保自己不會被打擾，然後開始吧。

首先，讓你的身體保持在最舒適的姿態，盡可能用多一點時間讓自己真正平靜下來。

現在，做好準備以後，閉上眼睛，深吸一口氣，保持一會兒。接著，深呼一口氣，呼氣時，想像你是在放鬆所有的緊張。專注於呼吸，讓呼吸帶你進入一個不同的狀態：更放鬆的狀態。現在再度吸氣，想像你是在吸入平靜、安寧與和平，讓每個呼吸週期，都將你帶入越來越深的平靜狀態。繼續以這種方式緩慢呼吸，讓自己隨著每個呼氣和吸氣變得越來越輕鬆。

現在，若你感覺輕鬆了，花點時間去享受伴侶身上你最欣賞的特質：那些對你來說彌足珍貴的優點、獨特的個人特質。回憶那些特質、行為、所有你欣賞的部分。你甚至可能會發現，對方軟弱的一面或者焦慮的天性也變得可愛起來。當你回憶起每一個特質之後，在腦海中想像伴侶的形象。或許是一個靜止的圖像，像是一張你最喜歡的照片，或許它更像一個電影片段。在看到你最喜歡的那些特質時，要帶著溫暖、關心和深切的滿足感看向對方。

在你看向這個形象時，注意體內產生的某種感覺。你感覺輕鬆嗎？你的手中有暖意嗎？或者是在你的胃裡？也許你會注意到自己的臉上揚起了一抹微笑。如果沒有微笑，你可以創造一個，讓你的嘴角緩緩上揚，當在你享受愛人身上所有可愛的特質時。

為了使你在未來更容易產生這種強烈溫暖和關懷的感覺，你可以建立一個線索，以便隨時都能自動產生這些感覺。為了創造這些能夠活化你身心的感覺，舉起你的右手放在胸口，輕輕地把手掌放在心上。隨著你把手掌放在心臟，感受這些來自身體最核心散發出的微妙、穩定的溫暖感覺，並把它們都集中到手心。在你感受到這種溫暖之後，喚起伴侶那個你所欣賞的、讓人歡喜特質的形象。保持這個形象一、兩分鐘，在你把手放在心上時，享受這個動作帶來的平靜和滿足。

建立這條線索時，你就是在訓練大腦快速按下重播按鈕，如此一來，這些美好的感覺很快就會自動回來。將握有這種感覺的手放在心上，這個線索會很容易激起舒緩、平靜，且充滿關愛、同情和敬意的感覺。

當你明白自己可以隨時體驗這種同情的感覺，你就會釋然，無論對方是否做了什麼，只要把右手放在心上，挖掘這種溫暖、舒緩的、充滿關愛的感覺，這些平靜和充滿愛意的情緒就會再度出現。

附錄C　六十秒掌握重點

一、知道自己的觸發點。
二、根據需要，「立即」採取暫停法。
三、練習日常壓力預防。
四、在與伴侶互動時，如果被觸發了焦慮，就採取暫停法進行自我安撫，尊重你的感情，並確認自身視角。
五、在發起一場艱難的談話前，確保你和伴侶都處於良好的氛圍中。
六、在和伴侶談話時，使用建設性的交流方法（鏡像、確認和同理心）。
七、以保持健康的相互依存為目標。
八、欣賞理性、足夠好的關係。
九、記住：多練習，熟能持久！

附錄D　相關參考資源

焦慮症相關的協會組織

下面是一些協會、組織和基金會的網址（皆為英文網站），裡面提供了大量資源和互助的建議：

- 美國焦慮症與抑鬱症協會（Anxiety and Depression Association of America），網址：www.adaa.org
- 焦慮症知識網站，網址：anxieties.com
- 精神疾病國際聯盟（National Alliance on Mental Illness），網址：www.nami.org
- 社交恐懼／社交焦慮協會（Social Phobia/Social Anxiety Association），網址如下：www.socialphobia.org

- 社交恐懼症世界（Social Phobia World），網址：socialphobiaworld.com
- 國際強迫症基金會（International OCD Foundation），網址：www.ocfoundation.org
- 國家創傷後壓力症候群中心（National Center for PTSD），網址：www.ptsd.va.gov

圖書資料

- 慢性焦慮

Antony, Martin M., Michelle G. Craske, and David H. Barlow. 2006. *Mastering Your Fears and Phobias Workbook. Treatments That Work series.* 2nd ed. New York: Oxford University Press.

Antony, Martin M., and Peter J. Norton. 2009. *The Anti-Anxiety Workbook: Proven Strategies to Overcome Worry, Phobias, Panic, and Obsessions.* New York: The Guilford Press.

Bourne, Edmund J. 1995. *The Anxiety and Phobia Workbook.* 5nd ed. Oakland, CA: New Harbinger Publications.

Burns, David D. 2006. *When Panic Attacks: The New, Drug-Free Anxiety Therapy That Can*

Change Your Life. New York: Morgan Road Books.

Daitch, Carolyn. 2007. *Affect Regulation Toolbox: Practical and Effective Hypnotic Interventions for the Over-Reactive Client*. New York: W. W. Norton and Company.

——. 2011. *Anxiety Disorders: The Go-to Guide for Clients and Therapists*. New York: W. W. Norton and Company.

Davis, Martha, Elizabeth Robbins Eshelman, and Matthew McKay. 2008. *The Relaxation and Stress Reduction Workbook*. 6th ed. Oakland, CA: New Harbinger Publications.

Foa, Edna B., and Reid Wilson. 1991. *Stop Obsessing! How to Overcome Your Obsessions and Compulsions*. New York: Bantam Books.

Forsyth, John P., and Georg H. Eifert. 2007. *The Mindfulness and Acceptance Workbook for Anxiety: A Guide to Breaking Free from Anxiety, Phobias, and Worry Using Acceptance and Commitment Therapy*. Oakland, CA: New Harbinger Publications.

Hyman, Bruce M., and Cherry Pedrick. 1999. *The OCD Workbook: Your Guide to Breaking Free from Obsessive-Compulsive Disorder*. Oakland, CA: New Harbinger Publications.

Kabat-Zinn, Jon. 1991. *Full Catastrophe Living: Using the Wisdom of Your Body and Mind to Face Stress, Pain, and Illness*. New York: Delta.

Rothschild, Babette. 2011. *Trauma Essentials: The Go-To Guide*. New York: W. W. Norton and Company.

Wehrenberg, Margaret. 2008. *The 10 Best-Ever Anxiety Management Techniques: Understanding How Your Brain Makes You Anxious and What You Can Do to Change It*. 1st ed. New York: W. W. Norton and Company.

Wilson, Reid. 1996. *Don't Panic: Taking Control of Anxiety Attacks*. Rev. ed. New York: Harper Perennial.

- 提升關係

Fruzzetti, Alan E. 2006. *The High-Conflict Couple: A Dialectical Behavior Therapy Guide to Finding Peace, Intimacy, and Validation*. Oakland, CA: New Harbinger Publications.

Gottman, John. 1994. *Why Marriages Succeed or Fail: And How You Can Make Yours Last*. New

York: Fireside.

Gottman, John M., with Nan Silver. 1999. *The Seven Principles for Making Marriage Work: A Practical Guide from the Country's Foremost Relationship Expert.* New York: Three Rivers Press.

Hendrix, Harville. 1988. *Getting the Love You Want: A Guide for Couples.* New York: Henry Holt.

Hendrix, Harville, and Helen LaKelly Hunt. 2003. *Getting the Love You Want Workbook.* New York: Atria Books.

Zeig, Jeffrey, and Tami Kulbatski, eds. 2011. *Ten Commandments for Couples: For Every Aspect of Your Relationship Journey.* Phoenix, AZ: Zeig, Tucker, and Theisen.

• 有聲資訊（以下網站皆為英文網站）

若要訂購作者卡洛琳．戴奇博士的有聲資訊，請聯繫：

Center for the Treatment of Anxiety Disorders

E-mail: canxietydisorders@me.com

http://anxiety-treatment.com

Daitch, Carolyn. 2003a. *Dialing Down Anxiety*. CD-ROM.Farmington Hills, MI: Center for the Treatment of Anxiety Disorders. This audio program uses visualization, guided imagery, and established stress and anxiety-reduction tech-niques to counter the overreactions that accompany anxiety.anxietysolutionsonline.com.

——. 2003b. *The Insomnia Solution.* CD-ROM and MP3.Waterford, MI: Mindfulness Associates. This audio programguides the listener into a relaxed state and the stillness of mind and body necessary for sleep. When you use it nightly, you can train your nervous system to elicit the appropriate level of relax-ation to foster good sleep habits. anxietysolutionsonline.com.

——. 2009. *Alpha/Theta Sailing II.* CD-ROM. Farmington Hills,MI: Center for the Treatment of Anxiety Disorders. This CD provides ambient music to promote a state of relaxation and well-being. Many use it as soothing background music at the office, at home, or while driving. This CD is especially useful for clients and clinicians who are using guided imagery, progressive relaxation, or hypnosis. When used in this context, it is designed to assist the listener in quickly moving into a state conducive to the development of therapist- or self-directed experience. anxietysolutionsonline.com.

——. 2010a. *Mastering Test Anxiety.* CD-ROM. Farmington Hills, MI: Center for the Treatment of Anxiety Disorders. This recording is designed to help the listener master excessive anxiety over taking exams. It guides listeners to relax the Resources nervous system while remaining alert and focused when pre-paring for and taking exams. anxietysolutionsonline.com.

——. 2010b. *Overcoming Emotional Eating: Breaking the Cycle of Stress- and Anxiety-Based Eating.* CD-ROM. Waterford, MI:Mindfulness Associates. This audio program teaches the lis-tener to discriminate between emotionally based cravings and real hunger. The program provides a set of tools to help the listener manage the stress, anxiety, and other emotions that lead to overeating. nxietysolutionsonline.com.

Naparstek, Belleruth. 1995. *Meditations to Relieve Stress.* CD-ROM and MP3. Akron, OH: Health Journeys. This recording uses four exercises to help master anxiety and promote feelings of safety and protection. www.healthjourneys.com.

——. 2007. *Guided Meditations for Help with Panic Attacks.* CD-ROM and MP3. Akron, OH:

Health Journeys. This audio program uses healing imagery to reduce or eliminate acute anxiety and panic attacks. www.healthjourneys.com.

Yapko, Michael D. 2008. *Calm Down! A Self-Help Program for Managing Anxiety.* CD-ROM and MP3. Fallbrook, CA: Yapko Publication. This audio program includes four CDs that teach self-hypnosis for reducing anxiety. www.yapko.com.

可尋求專業幫助的資源（皆為英文網站）

- 認知行為治療（Cognitive Behavioral Therapy）

  行為和認知療法協會（Association for Behavioral and Cognitive Therapies，ABCT），網址：abct.org

  國家認知行為治療師協會（National Association of Cognitive Behavioral Therapists，NACBT），網址：nacbt.org

- 鬆弛訓練（Relaxation Training）

班森・亨利身心醫學研究所（Benson-Henry Institute for Mind Body Medicine），網址：https://bensonhenryinstitute.org/

- **正念**（Mindfulness）

正念中心（Center for Mindfulness in Medicine, Health Care, and Society），網址：www.umassmed.edu/cfm/index.aspx

- **接受與承諾治療**（Acceptance and Commitment Therapy, ACT）

國際語境行為科學協會（Association for Contextual Behavioral Science），網址：contextualpsychology.org/act

- **情緒釋放技巧**（Emotional Freedom Techniques, EFT）

情緒釋放世界中心（World center for EFT），網址：eftuniverse.com

- **眼動減敏與歷程更新療法**（Eye Movement Desensitization and Reprocessing, EMDR）

眼動減敏與歷程更新療法學院（EMDR Institute），網址：www.emdr.com

眼動減敏與歷程更新療法國際協會（EMDR International Association, EMDRIA），網址：www.emdria.org

- **催眠術**（Hypnosis）

美國臨床催眠學會（American Society of Clinical Hypnosis, ASCH），網址：asch.net

臨床與實驗催眠學會（American Society for Clinical and Experimental Hypnosis, SCEH），網址：www.sceh.us

艾瑞克森基金會（The Milton H. Erickson Foundation），網址：erickson-foundation.org

國際催眠學會（The International Society of Hypnosis,ISH），網址：www.ishhypnosis.org

參考文獻

Barlow, David H. 2002. *Anxiety and Its Disorders: The Nature and Treatment of Anxiety and Panic.* 2nd ed. New York: The Guilford Press.

Beattie, Melody. 1990. *The Language of Letting Go: Daily Meditations for Codependents.* San Francisco, CA: Harper and Row.

Billikopf Encina, Gregorio, 2006. "Listening Skills: Empathetic Approach — Listening First Aid,"

University of California,Berkeley, College of Natural Resources. Retrieved February 25, 2012. http.cnr.berkeley.edu/ucce50/ag-labor/7article/listening_skills.htm.

Coué, Emile. 1922. *TheCoué "Method": SelfMastery throughConscious Autosuggestion.* Complete and Unabridged Ed. Translated by Archibald Stark van Orden. New York: Malkan Publishing.

Crowe, Cameron. 1996. *Jerry Maguire.* Directed by Cameron Crowe. Culver City, CA: TriStar Pictures and Gracie Films.

Daitch, Carolyn. 2007. *Affect Regulation Toolbox: Practical and Effective Hypnotic Interventions for the Over-Reactive Client.* New York: W. W. Norton and Company.

Emmons,Robert A., and Michael E. McCullough.2003."Counting Blessings versus Burdens: An Experimental Investigation of Gratitude and Subjective Well-Being in Daily Life" *Journal of Personality and Social Psychology* 84(2):377-89.

Fruzzetti, Alan E. 2006. *The High-Conflict Couple: A Dialectical Behavior Therapy Guide to Finding Peace, Intimacy, and Validation.*Oakland, CA: New Harbinger Publications.

Goleman, Daniel. 2011. *The Brain and Emotional Intelligence: New Insights*. Northampton,MA:More than Sound LLC.

Gottman, John. 1994. *Why Marriages Succeed or Fail: And How You Can Make Yours Last.* New York: Fireside.

——. 2000. *Marital Therapy: A Research-Based Approach Training Seminar.* Training manual for participants of seminar, Couples Therapy: A Research-Based Approach — Level I Training, May.Novi, MI: The Gottman Institute.

Hendrix, Harville, and Helen Hunt. 1994. *The Couples Companion:Meditations and Exercises for Getting the Love You Want.* New York: Pocket Books.

Koneya, Mele, and Alton Barbour. 1976. *Louder Than Words:Nonverbal Communication. Columbus*, OH: Merrill.

LeDoux, Joseph. 1996. The Emotional Brain: *The Mysterious Underpinnings of Emotional Life.* New York: Simon and Schuster.

Luthe, Wolfgang, and Johannes H. Schultz. 1969. *Autogenic Therapy: Autogenic Methods.* Vol. 1. New York: Grune and Stratton.

Siegel, Daniel J. 2007. *The Mindful Brain: Reflection and Attunement in the Cultivation of Well-Being*. New York: W. W. Norton and Company.

Siegel, Daniel J. 2012. *The Developing Mind: How Relationships and the Brain Interact to Shape Who We Are*. New York: Guilford Press.

Soussignan, Robert. 2002. "Duchenne Smile, Emotional Experience, and Autonomic Reactivity: A Test of the Facial Feedback Hypothesis." Emotion 2 (1):52–74.

Spiegel, Herbert, and David Spiegel. 1978. *Trance and Treatment: Clinical Uses of Hypnosis*. New York: Basic Books.

Winnicott, Donald. 1953. "Transitional Objects and Transitional Phenomena." *International Journal of Psychoanalysis* 34(2):89–97.

Zajonc, Robert. 1985. "Emotion and Facial Efference: An Ignored Theory Reclaimed." *Science* 228 (4695):15–21.

Zajonc, Robert B., Sheila T. Murphy, and Marita Inglehart. 1989."Feeling and Facial Efference: Implications of the Vascular Theory of Emotion." *Psychological Review* 96 (3):395–416.

情緒共振（二版）：為什麼你們會走到這一步？是什麼在威脅你們的情感關係？

Anxious in Love: How to Manage Your Anxiety, Reduce Conflict, and Reconnect with Your Partner

作　　者　卡洛琳・戴奇（Carolyn Daitch）、麗莎・羅伯邦（Lissah Lorberbaum）
譯　　者　李楠
責任編輯　夏于翔
協力編輯　林雋昀
內頁構成　李秀菊
封面美術　兒日

發 行 人　蘇拾平
總 編 輯　蘇拾平
副總編輯　王辰元
資深主編　夏于翔
主　　編　李明瑾
業　　務　王綬晨、邱紹溢
行　　銷　廖倚萱
出　　版　日出出版
地址：10544台北市松山區復興北路333號11樓之4
電話：02-2718-2001　傳真：02-2718-1258
網址：www.sunrisepress.com.tw
E-mail信箱：sunrisepress@andbooks.com.tw

發　　行　大雁文化事業股份有限公司
地址：10544台北市松山區復興北路333號11樓之4
電話：02-2718-2001　傳真：02-2718-1258
讀者服務信箱：andbooks@andbooks.com.tw
劃撥帳號：19983379　戶名：大雁文化事業股份有限公司

印　　刷　中原造像股份有限公司
二版一刷　2023年5月
定　　價　450元
I S B N　978-626-7261-39-2

國家圖書館出版品預行編目（CIP）資料

情緒共振：為什麼你們會走到這一步？是什麼在威脅你們的情感關係？／卡洛琳・戴奇（Carolyn Daitch）、麗莎・羅伯邦（Lissah Lorberbaum）著；李楠譯. -- 二版. -- 臺北市：日出出版：大雁文化事業股份有限公司發行, 2023.05
272面；15×21公分
譯自：Anxious in love : how to manage your anxiety, reduce conflict, and reconnect with your partner
ISBN 978-626-7261-39-2（平裝）
1.CST: 焦慮症　2.CST: 心理治療　3.CST: 生活指導　4.CST: 兩性關係
415.992　　112005884